AF492201

El Ombligo de Eva

un diccionario personal

Valeria Valencia

El Ombligo de Eva: *un diccionario personal*

Esta obra fue posible gracias a:
Mentoría y edición inicial: Lorena Amkie
Corrección de texto y edición: Macarena I. Jeldres
Revisión de textos: Maribel Chávez y Pamela Jijón
Lectora y soporte incondicional: Rossana Chávez
Impulso y respaldo absoluto: Carlos Mena y Andrés Valencia
Apoyo constante: Arabel Valencia, Amaya Carrasco, Bernarda Giacometti,
Denisse Clavijo y Cristina Bueno
Diseño de portada: María Sol Rosero
Diseño de tabla de contenidos: Tomás Guerrero

www.valeriavalencia.com

Este libro no es más que eso, solo un libro.
Personal y subjetivo, como la relación que une a una madre con su hija;
pero por eso mismo es universal e infinitamente valioso,
como la relación entre madres e hijos,
la más fuerte de todas.

Adaptación del texto de F. Savater, Ética para Amador

Contenido

Prólogo

Querida Clara,

Recuerdo que, cuando tenía tu edad, 7 años, me regalaron mi primer diccionario, un libro gordo de portada amarilla brillante que me abrió las puertas a un vasto mundo de significados desconocidos. Aunque disfrutaba curioseando palabras nuevas, algunas definiciones me parecían vacías, porque no lograban transmitirme conceptos complejos como la felicidad o el dolor; sus explicaciones se sentían como sonidos sin alma, ruidos…

Sin embargo, al sumergirme en otros libros que exponían los mismos términos, pero narrados desde la subjetividad de sus autores o revelados a través de diferentes disciplinas, esos mismos vocablos pasaban de ser simple ruido a revelarme la música oculta tras cada palabra, logrando asombrarme con su melodía.

A principios de los años 90, la forma en que se difundía la información en el mundo era radicalmente distinta a la que conoces tú hoy. Aunque, en Ecuador, el internet ya existía, su uso era limitado y poco común, por lo que los libros impresos eran mi única conexión con el conocimiento. Tenía acceso a leer los libros que había en casa, los textos escolares asignados por mis profesores o los ejemplares que encontraba en las bibliotecas de los amigos intelectuales de mis padres. En mis diarios (ABCdiarios) cosechaba con esmero las nuevas definiciones que lograba descubrir y que me permitían entender mejor la complejidad del mundo a través de las palabras.

Al llegar a la adolescencia, me convertí en tía de 3 maravillosas personitas, y con su llegada, nació la primera idea de este libro. Justo para esa época había conseguido atesorar más de 3 decenas de diarios. Saber que estas niñas crecerían cerca de mí y que, de una u otra manera, mis pensamientos e ideas podrían influir en sus vidas, me llenaba de una profunda ilusión. Sentía que todo lo que había escrito, mis crisis y mis constantes cuestionamientos sobre el sentido de la vida, tenía al fin un propósito: servir de legado para transmitirles mis búsquedas y/o descubrimientos con la esperanza de ayudarles o acompañarlas en las suyas. Pero no tuve la determinación suficiente ni siquiera para considerarlo posible.

Sin embargo, como ocurre con aquellos sueños especiales que no nos abandonan (así no estemos dispuestos a convertirlos en realidad), este deseo me acompañó por más de 20 años, creciendo conmigo, esperando pacientemente el día en el que me decidiera a hacerlo florecer. Y fue solo hace poco tiempo, mientras te enseñaba a leer, que la necesidad de escribir este libro resurgió definitivamente.

En el momento que tú aprendías el sonido de cada letra, yo reflexionaba sobre el poder de sus combinaciones: las palabras. Pensé en lo importante que era no solo que pudieras pronunciarlas o identificarlas, sino darles un significado consciente. Fue entonces cuando cristalizó la idea de escribir este libro: un *diccionario personal* donde, a través de cada relato, podría transmitirte las aventuras, tropiezos, aciertos y cuestionamientos que me habían permitido resignificar estas 27 palabras que marcaron de manera positiva mi crecimiento personal.

Como arquitecta, escribir este libro fue una forma de reafirmar la importancia de las palabras como los principales elementos estructurales de nuestra mente y por ende de nuestra existencia. Así como los cimientos sostienen una edificación, el significado que les damos a las palabras ordena, direcciona y da solidez a nuestros pensamientos, emociones y conexiones, moldeando el mundo que decidimos experimentar. Y aunque mi realidad es diferente a la tuya, tengo la convicción de que el sentido que le des a estas palabras delimitará también la forma en la que veas y construyas tu propio mundo.

Aunque este libro está organizado en orden alfabético, *puedes leerlo en el orden que desees,* dejándote llevar por las palabras que más llamen tu atención. Al final de cada capítulo –palabra–, te he dejado unas líneas en blanco, para que tú misma elabores tu definición personal de aquellas que consideres relevantes.

Finalmente, estos escritos no pretenden ser un recetario de respuestas morales ni fomentar un ego intelectual, como diría Savater, sino que narran un viaje individual y humano donde cada búsqueda se realizó más allá de los horizontes del «bien» y el «mal». Este recorrido surgió de una interiorización desde lo real, como la honesta relación de una madre con su hija pequeña: íntimo, subjetivo y escrito desde la curiosidad, la aceptación y la humildad.

Con amor, tu mamá.
Eva

A   Aceptación

Para cuando cumplí 38 años, había vivido por largos periodos en tres continentes distintos y había aprendido a disfrutar (parcialmente) de grandes cambios. Entre un país y otro, había aspectos que mejoraban, como, por ejemplo, la oportunidad de conocer nuevas culturas, aprender distintos idiomas o crecer profesionalmente. Sin embargo, había un eco incómodo que despertaba en mí después de cada mudanza y me hacía añorar el destino anterior, evidenciando las carencias del actual. Por eso vivía cuestionándome:

- ¿Será que el lugar anterior siempre es mejor?
- ¿Será que jamás me sentiré completa en algún lugar?
- ¿Por qué después de mudarme siempre me surge sensación de tristeza?

Encontrar el significado del concepto de aceptación me ayudó a responder estas preguntas.

En 2021, Ecuador, el país que había sido mi hogar, el tuyo y el de tu papá por varios años, atravesaba una nueva crisis económica. ¿Otra más? Sí. Desde que tengo uso de razón, la palabra «crisis» ha sido una constante para describir la situación del país. Ahora, a la crisis de base se le sumaba una emergencia sanitaria mundial causada por el coronavirus, por lo que cada ecuatoriano vivía limitaciones de manera distinta. Tu papá y yo teníamos que trabajar casi jornada doble para cubrir los gastos mínimos, pero, a pesar de nuestros esfuerzos, a final de mes no quedaban ni ahorros ni nuevos recuerdos juntos. Sentía que, mes a mes, sacrificaba mis horas contigo por horas de trabajo, dejando de lado el sueño de vivir mi maternidad con plenitud. No es que estuviéramos mal, pero para mí el no poder crecer en lo económico, ni cumplir sueños personales, significaba no estar del todo bien.

Viajamos a Estados Unidos para vacunarnos contra el COVID, ya que en Ecuador las vacunas eran escasas. Allí experimentamos un país que seguía funcionando como si nada hubiese pasado: las escuelas estaban abiertas y todos los negocios operaban con normalidad. Se sentía la tranquilidad de una economía estable. En Ecuador, en cambio, se vivía un ambiente de guerra y caos nacional. Tu papá, aprovechando su nacionalidad americana, lideró nuestra mudanza. Estados Unidos nos ofrecía un espacio para cumplir el «sueño americano»: un salario tres veces mayor al de un arquitecto en Ecuador, estabilidad laboral y escuelas gratuitas. Con nuestros minuciosos cálculos de gastos mensuales, resolvimos que nos bastaría con su sueldo para vivir «bien» y ahorrar un poco. Así, yo tendría tiempo para estar contigo, mientras aún dependías de mí, y cumpliría mi sueño de realizarme como madre. El plan se mostraba perfecto; logramos organizar la mudanza en tiempo récord, y en solo 2 meses vendimos o regalamos lo que pudimos y metimos nuestras vidas en 6 maletas.

Cuando salimos del aeropuerto de Washington, sentí el sol calentar mis hombros y dibujar en mi rostro una sonrisa enorme. Al fin un país con leyes claras, estabilidad y con excelentes salarios para cualquier trabajo. Los primeros meses fueron una dulce luna de miel. Disfrutaba de mi vida de madre a tiempo completo, compartiendo contigo. Caminábamos por el barrio, sintiéndonos seguras, sin importar la hora. Explorábamos juntas, casi a diario, un nuevo parque infantil, todos bien equipados y mantenidos a la perfección. Los vecinos eran sumamente respetuosos en su convivencia; todos mantenían sus veredas barridas y sus jardines floridos. Me olvidé del tráfico habitual de mi anterior ciudad y sentí que este nuevo pedazo de suelo americano bajo mis pies era sin duda más verde que el sudamericano. Pero el tiempo pasó rápido.

La primera mañana del cuarto mes, mientras desayunábamos juntos, tu papá recibió una llamada del trabajo: la empresa que lo empleaba se había declarado en bancarrota. Esto no solo significaba que no le pagarían por los tres meses trabajados, agudizando nuestras deudas, sino que, por el cambio de país, habíamos pasado de tener ambos un trabajo «estable» en Ecuador a estar desempleados y endeudados en un país ajeno. Por otro lado, esta situación ponía en riesgo mi oportunidad de legalizar mi residencia, ya que él era el único patrocinador de mi trámite, y probar nuestra estabilidad económica era una parte indispensable para mi proceso.

¡¿Por qué nos pasaba esta injusticia en un país donde las leyes supuestamente «sí funcionan»?! Sentí que nos habíamos equivocado al mudarnos, que habíamos fracasado. Empecé a añorar e idealizar nuestra antigua ciudad y todo lo que habíamos perdido. Mordiéndome los labios para mantenerme fuerte y no romperme frente a ti y tu padre, te fui a dejar a la escuelita para que al menos tú tuvieses un día normal. Ser madre, para mí, significaba ser el pilar de tu estabilidad emocional y, por ende, no podía darme el lujo de que me vieras derrumbarme.

Sin embargo, cuando regresé a la casa, ya sola, el eco de la noticia se empezó a materializar como un hueco en la garganta que no paraba de lastimarme y agrandarse. Segundos después, estallé en llanto… Pero pese a la abundante cantidad de lágrimas derramadas, estas no lograban llenar ese vacío. Rechacé la situación por la que atravesábamos, dejé de ver con objetividad la realidad que vivía y empecé a ahogarme en mis idealizaciones sobre cómo quería que fueran las cosas, latigándome mentalmente con la añoranza de un pasado mejor. Pasaba los días rezando con fervor, cada mañana y noche, a mi Dios y a mis espíritus ateos, pidiéndoles que lograran que la energía del mundo me auxiliara, que me dieran una luz que me mostrara la salida a esa oscura situación, y que llenaran esa profunda tristeza en mi interior que calaba más hondo día a día.

Iniciando el quinto mes de depresión, mientras ahogaba mi tristeza en escritos, intenté describir con palabras la sensación de vacío en el cuello que me atormentaba a diario. El relato logró despertar en mi mente el recuerdo de haber sentido aquella dolorosa sensación antes. ¿Cuándo y dónde había sido? Acudí desesperada a buscar en mis más de 700 archivos de escritos y videos, hechos durante gran parte de mi vida, y encontré una entrada de diario escrita 17 años atrás, cuando tenía 21, donde había sentido algo similar. En el texto desahogaba mi tristeza y expresaba el vacío que sentía al haberme mudado a vivir a Estados Unidos para estudiar arquitectura. Hablaba de la depresión de dejar a los míos, a lo conocido y a lo cotidiano, y describía, con precisión quirúrgica, el mismo sufrimiento que sentía ahora. Ambos escritos reflejaban el rechazo que sentía hacia la situación que vivía y lo mucho que me enfocaba en todo lo que *no tenía*.

Con el hallazgo, el vacío se llenó de ternura. Pensé en la abundancia que tenía esa chica de 21 años y en el poder cegador que ejercía en ella su falta de *aceptación* de la realidad de ese instante. Además de sus carencias, su abundancia también estaba allí, solo que no era capaz de verla: salud, talento, belleza interior, una ciudad hermosa por descubrir, cientos de personas valiosas por conocer y un país con miles de oportunidades para cumplir sus sueños. Sin embargo, ella pasaba sus días encerrada, colmada de tristeza, alimentando un mar de lágrimas inútiles y cegada por el rechazo a su realidad. ¿Cuántas veces más iba a torturarla e inmovilizarla este fantasma del rechazo?

Ese descubrimiento le proporcionó a mi cuerpo una coraza de contención y calma, dando espacio al silencio, permitiéndome escuchar con nueva atención a mis pensamientos. Entonces, pude evidenciar con qué rapidez mi mente creaba tóxicos argumentos de *rechazo*: no quiero estar aquí, extraño lo que tenía así no haya sido perfecto; no quiero vivir lejos de mi familia. Las *comparaciones* también salían a flote con la misma intensidad: allá al menos teníamos trabajo, allá no estábamos endeudados, allá no nos estafaban, allá no estábamos solos. Y, por último, aparecieron las *carencias*: aquí estamos desempleados, no tenemos familia, la comida no sabe igual. Uno a uno, esos pensamientos de inconformidad caían como un martillo con la intención de agrandar mi hueco para hundirme en él.

Al ser capaz de evidenciar mis pensamientos sin juzgarlos, pude abrazar mi dolor y, por primera vez en muchos días, paré de llorar. En esta ocasión, recibí con *aceptación* a esos pensamientos como lo que realmente eran: percepciones parciales de la realidad… espejismos cambiantes que me mostraban una sola cara de la moneda –lo que no había o lo que me hacía falta en ese momento–, en lugar de revelar también la otra cara que siempre existía paralelamente: la abundancia del presente y de las cosas que, *sí había*.

Y fue así como además de aceptar la estafa, la tristeza y lo duro que es mudarse, logré mirar con aceptación también las cosas buenas de mi nueva realidad, y vi que teníamos salud; que a pesar de la crisis por la que atravesábamos, había una extensa lista de oportunidades laborales a las que aplicar; que el estado nos apoyaría económicamente por la situación de la estafa; que era un placer compartir contigo a diario, verte crecer, retirarte de la escuelita en bicicleta y ver tu rostro contento al mirarme; que tenía buenas personas a mi alrededor, como potenciales amigos; que mi familia y mis amistades de toda la vida seguían presentes de distintas maneras, a pesar de la distancia. Vi y *acepté* ambos lados de la moneda sin resistencia, sin juzgar, sin analizar, sin intentar transformar ni evaluar lo que NO podía cambiar... Pero también siendo capaz de ver y recibir lo que SÍ tenía.

Al poco tiempo, tu papá recibió una carta de *aceptación* para un nuevo trabajo.

*

Querida Clara,

Seguro me escuchas a diario nombrar la palabra *aceptación*; perdón si sueno tan monótona como coro de reguetón, pero es mi forma de mantener este concepto presente en ti (y en mí) en todo momento, de incorporarla a tu voz interior, con la intención de que te sirva como herramienta para enfrentar situaciones a veces inentendibles. Te preguntarás por qué le doy tanta importancia: pues, porque yo la tuve mal entendida la mayor parte de mi existencia, perdiéndome de su poder.

No recuerdo la primera vez que escuché la palabra aceptación; lo que sí recuerdo es que se implantó en mi subconsciente con un tono negativo; la asociaba con la imagen de una persona débil que dejaba que la vida le pasase por encima y que culpaba a factores externos de las consecuencias de su vida: «porque Dios quiso», «porque soy mujer», «porque tuve una infancia dura», «porque nací pobre», etcétera. Admiraba a las personas que, según yo, no aceptaban, confundiendo el término con el concepto de resignación, conformismo, *quemeimportismo* y dejadez. No creía en la suerte, sino en la que uno atrae permanentemente al dar lo mejor de sí.

Sin embargo, cada cierto tiempo caía en situaciones donde no bastaba mi esfuerzo, donde cosas «malas» me pasaban y donde caía en una nueva depresión que me hundía en un mar de rechazo, volviéndome incapaz de recibir la abundancia (siempre presente) del ahora. Con los años, descubrí que *aceptación* es una palabra indispensable. Es el concepto que nos regresa al centro de nuestra existencia, un centro de plenitud, pero, a la vez, humilde y humano. Nos muestra que la vida está compuesta por dos lados de una misma moneda, donde conviven, paralelamente, la carencia y la abundancia, lo que hay y lo que no hay. También nos permite reconocer nuestra condición temporal como seres que han evolucionado durante millones de años y que han sabido sobrevivir todo tipo de catástrofes: algunas, luchándolas; otras, entendiéndolas; y muchas, simplemente, aceptándolas como son. Tú y yo también somos parte de este sabio e inmenso mundo, donde muchas cosas son a su manera, así no les encontremos mayor sentido. La muerte, la vejez, el dolor, la injusticia, entre otras, son circunstancias contra las que no podemos luchar.

Felizmente, aceptar situaciones difíciles nos libera de la impotencia y la frustración, y nos abre a la posibilidad de elegir cómo actuar ante ellas. La aceptación es un filtro de sabiduría para asimilar la realidad. Nos permite discernir entre qué tengo que dejar pasar y aceptarlo, pues no tengo control alguno sobre ello, y lo que sí puedo hacer para lograr aquello que deseo. De esta manera, no perderás tiempo ni energías rechazando o intentando cambiar algo que simplemente tendrás que recibir como es.

Yo ya no sé si hay lugar ideal, o ese lugar soy yo.
Alejandro y Maria Laura

Es curioso que, después de escribirte sobre esta palabra, automáticamente mi atención y el universo me hicieron encontrarla hasta en la sopa. Empecé a descubrir paralelismos de su concepto en otras disciplinas, lo que reforzó la potencia de su mensaje y significado. Observé que ese significado siempre había estado ahí, esperando a ser descubierto y asimilado.

Lo encontré en:

- Mi práctica profesional como arquitecta, donde no se juzga el tipo de terreno del cliente para diseñar su proyecto, sino que, al inicio, sin importar sus dificultades, se *aceptan* las ventajas, limitaciones, complicaciones y oportunidades del mismo para determinar el mejor diseño posible que cumpla con los requisitos solicitados.

- Como condición indispensable para la meditación, donde es esencial *aceptar* los pensamientos, observarlos y dejarlos pasar, sin juzgar.

- En reflexiones del Dalai Lama como: «*Aceptar* no es resignación, pero nada te hace perder más energía que el resistir y pelear contra una situación que no puedes cambiar».

- En las teorías de la psiquiatra Elisabeth Kluber-Ross sobre las etapas del dolor, donde insta a la *aceptación* como el paso final para culminar un ciclo de sanación.

- En rezos cristianos, como la conocida plegaria de la serenidad: «Señor, concédeme serenidad para *aceptar* todo aquello que no puedo cambiar, valor para cambiar lo que soy capaz de cambiar y sabiduría para entender la diferencia».

- En la *aceptación* de la contraria armonía entre opuestos: lo que hay vs. lo que no hay, la mitad del vaso lleno vs. la mitad del vaso vacío, lo que sí puedo hacer vs. lo que no puedo hacer, lo que puedo controlar vs. lo que no puedo controlar, lo que me hace falta vs. lo que tengo, nuestras luces vs. nuestras sombras.

- En la *aceptación* de la naturaleza del crecimiento, donde la presencia de un hueco (o vacío) es indispensable para que exista la oportunidad de sembrar algo nuevo.

- En el comprometerme a terminar de escribir este libro, *aceptando* que lo llevo dentro de mí desde hace muchos años.

La etimología de la palabra «aceptación» viene del latín *acceptatio* y significa acción, efecto de recibir. Sus componentes léxicos son: el prefijo *a-* (hacia), *captare* (tomar, atrapar), más el sufijo *-ción* (acción y efecto) (Monlau, 128; Corimas, 24).

Aceptación: es la acción y la capacidad de *recibir* lo que la vida (inevitablemente) nos regala en cada momento, y disponernos a construir con lo que SÍ hay, sin perder energías en rechazarlo, intentar cambiarlo o añorar lo que NO hay. Es reconocer y recibir en paz la presencia simultanea de opuestos, en cada momento.

Aceptación:

____

____

____

____

____

____

B Balance

Estaba por cumplir 20 años cuando me gané una beca para estudiar arquitectura en los Estados Unidos. Estudiar arquitectura en Ecuador manteniendo notas altas ya era un desafío; la mudanza lo intensificaría al tener que hacerlo en un idioma que aún no dominaba. No obstante, el deseo de independencia me impulsaba. Anhelaba experimentar libertad y la vida en un país muy diferente al mío.

Llegué a mi aventura preparada, fuerte y llena de determinación para obtener los mejores resultados, sin importar los sacrificios que eso requiriera. Además de la presión que sentía para no fallar en lo académico, me sentía en deuda con mis padres debido al elevado costo que asumían (a pesar de mi beca) para que yo pudiera estudiar en el extranjero. Ahorraba siempre que podía e intentaba devengar con mi esfuerzo estudiantil su sacrificio económico.

De las 24 horas del día, dedicaba aproximadamente 16 a asistir a clases y a estudiar. Dormía de 5 a 6 horas y las 2 (o a veces menos) que me sobraban, eran divididas en rápidos intervalos de tiempo para cocinar, comer, alistarme, asearme y movilizarme de sitio a sitio. Mi dedicación al estudio estaba dando abundantes frutos académicos. Mantenía todas mis notas en «A» y recibía reconocimientos constantes.

Sin embargo, al final de cada día, ni las excelentes calificaciones, ni los premios, ni los halagos, me llenaban... Obviamente, en esa rutina no había espacio para hacer ejercicio, comer bien y mucho menos para hacer amigos. La única casi amiga que tuve durante mi primer año de universidad fue una compañera que trabajaba en la biblioteca. Ella también era latina y se llamaba Vanessa. Nos saludábamos a diario y, a veces, conversábamos cuando coincidíamos al cierre de la biblioteca, pero no me abría a la oportunidad de empezar a cultivar su amistad, pues sentía que no tenía tiempo para nada más que estudiar.

Un día, ese desbalance comenzó a manifestarse en mi cuerpo de manera negativa. Sentía mi salud como una cuerda tensa en un lado de una balanza, a punto de romperse bajo el peso de un platillo metálico cargado de enormes ladrillos. El otro platillo de la balanza estaba vacío, sin nada que equilibrara la excesiva tensión de la cuerda. Esos ladrillos representaban el peso de las interminables horas de estudio. Mi proceso digestivo se volvió doloroso y complicado, el insomnio torturaba mis noches y la falta de ejercicio me hacía sentir agotada casi todo el tiempo. Además, dentro de mí, una silenciosa tristeza crecía con la misma intensidad que la caída de mi cabello.

Aunque parecía estar haciendo «todo bien», sentía que algo en el fondo no estaba bien.

*

En aquel tiempo, uno de los pocos cables a tierra que mantenía, a pesar de mi completa desconexión con otra cosa que no fueran mis estudios, era un amigo querido que aún vivía en Ecuador. Jalil estaba estudiando su segundo año de especialización en psicología, era 5 años mayor que yo y uno de los hombres más interesantes que había conocido hasta ese momento. Nos escribíamos infaliblemente cada semana. Jalil era un apasionado lector. Ante cualquier libro de filosofía que le mencionaba, él ya se había leído 2 o más del mismo autor. Nuestras conversaciones se limitaban a temas intelectuales, libros o teorías existenciales, y procurábamos evitar los temas personales.

Hasta que un día, en el párrafo de despedida, me escribió algo que se salía de la temática intelectual que manteníamos: «Te leo triste. ¿Te sientes bien? Es importante que hablemos pronto». Me sentí incómoda al leer esas líneas; no me gustaba mostrar vulnerabilidad ante alguien tan cercano.

El día siguiente de recibir su extraño email, era domingo. Estaba por darle un último sorbo a mi café matutino antes de salir apurada hacia la biblioteca, cuando sonó mi celular. Al contestar, escuché la voz de Jalil. Desde que me había mudado, Jalil jamás me había llamado; nuestra comunicación siempre había sido estrictamente por escrito. Al oírlo, sentí el estallido de una ráfaga de aire frío en la cara que ponía en alerta a todo mi sistema nervioso. Suspiré y caí en el sofá paralizada.

Jalil y yo habíamos mantenido una larga relación amorosa antes de mi viaje. Además de ser muy inteligente, era un hombre muy atractivo. Sus padres, ambos superdotados, habían engendrado una exótica mezcla europea-andina que reflejaba artísticamente lo mejor de ambos mundos. A pesar de nuestra ruptura, acordamos mantener una sincera amistad. Había un cariño genuino entre ambos y nos queríamos bien, a pesar de la separación física y emocional. Sin embargo, había una parte de mí que aún se avergonzaba cada vez que escuchaba su voz. Oírlo, casi un año después de nuestra despedida, me causó tal sorpresa que acabé atragantándome con el café y necesité respirar varias veces antes de poder pronunciar un simple «hola».

Hablar con él era como verme ante un espejo con el alma desnuda. No había lugar para esconderme; por eso prefería escribirle. Sus estudios en psicología lo habían convertido en un detective de emociones perdidas. Siempre lograba descifrar lo que mi tono de voz intentaba ocultar: sentimientos que creía haber escondido cuidadosamente, detrás de cada coma y punto de mis cartas. Pero ese día, durante nuestra conversación telefónica, le dije muy orgullosa de mí: «Ya me acostumbré al vacío y a la tristeza. No tengo tiempo para esas emociones inútiles; me quitan horas de estudio, que en este momento es lo único que importa».

Jalil me escuchó calmado, empático y sin juzgar. Admiraba tanto esta cualidad en él… Sin importar cuánto me rompiera, él jamás se enfocaba en mis pedazos, sino en encontrar la luz íntegra a través de las grietas. Más allá del teléfono pude percibir la calidez de su mirada abrazándome. Su cariño tenía el poder de borrar la distancia, permitiéndome sentirlo cerquita a pesar de los miles de kilómetros que nos separaban. Me resultaba impresionante descubrir el impacto transformador que el amor verdadero de una persona podía tener en la vida de otra.

—Eva, entiendo que hayas desarrollado una resistencia a la incomodidad, pero ese estado de desconexión, o desbalance permanente, se suele diagnosticar como depresión —me dijo con tono amigable, aunque con autoridad de doctor.

Sutil, continuó comentándome que sentir un vacío o tristeza todo el tiempo no es que sea algo anormal o normal, ni «malo» o «bueno», sino que no era lo conveniente para mi salud, y que los problemas que mi cuerpo empezaba a manifestar eran el resultado de ese desequilibrio. Sin embargo, me tranquilizó al decir que no me asustara con el término y me animó a ver la situación teniendo en cuenta lo que podía aprender de esta experiencia para empezar a sanar y, así, sentirme mejor.

Me explicó que la educación de los colegios tradicionales quiteños, con la que fuimos formados, no daba importancia ni espacio a la necesidad fundamental de sentir y buscar un equilibrio en la vida. Pasábamos nuestra infancia y adolescencia aprendiendo a hacer, razonar y resolver, enfocados únicamente en la productividad, la lógica y la rigidez. Y aunque con el paso de los años terminábamos llenándonos de metas cumplidas (educacionales, económicas y laborales), en el fondo albergábamos dolorosos vacíos. Detenernos para compartir, disfrutar o saborear el proceso se suele considerar una pérdida de tiempo. Esa parte que muchas veces juzgamos como inútil es, en realidad, la que equilibra nuestra balanza, nos hace sentir vivos y nos permite, al final del día, reconocer que todo el esfuerzo ha valido la pena.

También me dijo que los apegos amistosos, familiares o amorosos; la música, la comida y todos los placeres que no dañen ni perjudiquen a los demás, son tan importantes como *el deber*. Estos elementos crean un equilibrio emocional que aporta lucidez, claridad y bienestar, permitiendo la salud mental y física, así como la abundancia interna y externa.

Sentía una compasión infinita en sus palabras, una calidez que me envolvía y hacía eco en lo más profundo de mí.

Le confesé que, a pesar de que todo lo que me decía era obvio, no podía comprender cómo me había alejado tanto de sentir. Le conté que mis decisiones recientes eran tomadas desde mi mente y mi necesidad de cumplir. Por ejemplo, cuando daban las 3 de la mañana y tenía que elegir entre dormirme, como suplicaba mi cuerpo, ya que sabía suficiente para rendir durante el examen, o hacer 5 ejercicios más de física estructural, porque sentía que necesitaba dominar el tema, solía elegir la segunda opción, sin importar mi malestar o si iba a ser una zombi al día siguiente en la clase de las 8 de la mañana.

—Date esta semana para sentir y disfrutar. Olvídate de pensar y analizar racionalmente todo, quítate el reloj. Escucha la música que te guste, date un baño de tina, saborea un rico chocolate, baila, dedícate a sentir en libertad. No midas, justifiques o argumentes lo que hagas o dejes de hacer; simplemente permítete disfrutar aquello que te haga sentir bien.

»Te llamaré el próximo domingo a la misma hora. Espero con ansias tus noticias sobre tu proceso de *re-balanceo* y *re-aprendizaje*.

Pocos segundos después de cerrar el teléfono, mi primer pensamiento fue: «Sí, suena lindo, pero no hay tiempo para eso. Tengo entrega de proyecto en dos días». Sin embargo, no podía ignorar el dolor que me transmitían las molestias del cuerpo; el ardor en mi estómago no paraba de recordarme que algo no andaba bien. Si quería un cambio (así lo considerara algo inútil e incómodo), tenía que hacer algo distinto. Balancear el *pensar* con el *sentir*, en este punto, era indispensable no solo para sanar, sino para no enfermarme más.

*

Ese fue el primer domingo que me tomé libre desde que había empezado a estudiar, 2 años atrás. En lugar de ir a la biblioteca, me desvié al parque y me recosté panza arriba, bajo el sol, a disfrutar el momento. Observé a todo tipo de personas interactuar a mi alrededor, dejando que la vida siguiera su curso mientras me regalaba tranquilidad. La risa de los niños y su alegría eran contagiosas. La paz del día me acompañó durante la noche; el insomnio desapareció gracias a los mágicos efectos de la vitamina D y la oxitocina. Al siguiente día, caminé más despacio para ir a clases. Con esta nueva velocidad, y la música de Juan Luis Guerra bailándome en los oídos, fui capaz de apreciar otros detalles del camino: los colores de las flores, su aroma. Y, aunque cada cierto tiempo me invadía la ansiedad de querer salir corriendo a estudiar, me obligaba a tranquilizar a mi mente académica y a reconectar con esta otra parte de mi ser.

Así comencé a sentir placer a diario por las cosas sencillas. Era un tipo de deleite que no podía explicar; un potente imán que jalaba invisiblemente las comisuras de mi boca hacia arriba, dibujando una sincera sonrisa. A la sutileza de estas nuevas sensaciones la llamé *bienestar*: el calorcito del sol de la tarde abrazándome la espalda, la sensación de chocolate derretido en los dedos antes de ponerlo en mi boca, descubrir formas de animales en las sombras de los árboles, cantar a todo pulmón lavando platos, la alegría al bailar…

Al fin, ya sin tener mi agenda llena de estudio, tuve espacio para aceptar invitaciones a eventos, lo que me permitió hacer nuevos amigos. Esto despertó en mí el interés por aprender a cocinar y, al compartir mis aprendizajes culinarios, fortalecí los lazos con ellos. También comencé a practicar yoga; aunque me tomaba una hora al día, me llenaba de una vitalidad que me ayudaba a ser más eficiente en el resto de mis actividades. Además, los fines de semana me involucré en voluntariados de construcción, donde aprendí y compartí experiencias enriquecedoras. Lo satisfactorio era que ya no sentía que perdía el tiempo en estas actividades. Aunque dedicaba menos horas al estudio, lo hacía con mayor claridad y bienestar.

Validar la importancia de equilibrar el sentir con el racionalizar no solo me ayudó a sanar mi cuerpo y mente en ese momento, sino que se convirtió en un pilar fundamental de mi vida. Antes de esta experiencia, mis decisiones se basaban en un interminable cuadro de Excel de pros y contras, que cambiaba constantemente con nuevos argumentos y contraargumentos que surgían a diario. En cuestión de minutos podía encontrar tantas razones a favor como en contra de un mismo tema, terminando igual de confundida. Este proceso era largo, tedioso y relativo, porque intentaba decidir desde la mente sin escuchar a mi cuerpo.

Por ejemplo, al graduarme, tenía una lista de países para mudarme, con Japón liderando como la opción más lógica para hacer una maestría en arquitectura y mejorar mi competitividad laboral. En contraste, Ecuador ocupaba el último lugar: las oportunidades laborales eran limitadas y no ofrecía la maestría que buscaba. Sin embargo, terminé volviendo a Ecuador, desafiando todos mis argumentos racionales. La razón decisiva fue reconocer que, al cerrar los ojos, la idea de regresar me llenaba de paz. Sentía alegría al imaginar la cercanía con mi familia y amigos, y estaba convencida de que esa conexión me motivaría a aprender y emprender de formas diferentes. Esa decisión, guiada por el corazón pero acompañada por la razón, me permitió cosechar bienestar pleno, tanto profesional como personal, sin sacrificar mi salud en el proceso.

Ahora, casi 20 años después de esta experiencia, agradezco a Jalil por mostrarme *la importancia de sentir frente al solo hacer*, y así empezar a equilibrar mi vida.

*

Querida Clara,

Desde esa experiencia, me esfuerzo por recuperar la conciencia de *balance* cada vez que me siento atrapada o percibo que mi vida ha dejado de fluir de manera armoniosa. Durante este tiempo, he encontrado distintas maneras de reinterpretar la balanza tradicional para complementar su entendimiento.

1) **Rueda de movimiento:** Paul J. Meyer, pionero en el desarrollo personal, desarrolló en 1960 la *Wheel of Life Theory* para ilustrar el equilibrio personal. En esta teoría, compara la vida con una rueda cuyos componentes son fragmentos interconectados. Meyer propone que, para que

la rueda gire de manera fluida, es esencial mantener un equilibrio en todas sus áreas.

2) **Metáfora del diamante:** La riqueza de una vida puede compararse con el brillo de un diamante. Así como su resplandor proviene de la luz reflejada en múltiples facetas, la plenitud de una vida radica en la integración armoniosa de sus distintas dimensiones: mujer, madre, hija, esposa, amiga, hermana, profesional, entre otras.

3) **Río de balance:** En psicología, teorías como las del neuropsiquiatra Daniel Siegel y la educadora Tina Bryson destacan la importancia de integrar los dos hemisferios cerebrales para alcanzar armonía y salud mental, aduciendo que «la armonía surge de la integración». El hemisferio izquierdo, asociado con la lógica, el análisis y la estructura, complementa al derecho, vinculado con la emoción, la creatividad y la intuición. En su libro *El cerebro del niño*, utilizan la metáfora de la vida como un río, donde fluir en el centro, en equilibrio entre ambos polos, nos permite avanzar con bienestar. Sin embargo, la fluidez de ese equilibrio se rompe si nos quedamos atrapados en los extremos: el caos del lado derecho o la rigidez del lado izquierdo.

4) **Balance hormonal:** Según los estudios de la Dra. Marian Rojas Estapé, el exceso de presión o estrés (en mi caso, generado por la sobrecarga académica) provocó que mi cuerpo segregara en exceso una hormona llamada cortisol, conocida como la hormona del estrés. Este hipercortisolismo afectó negativamente mi organismo, causando inflamación en el sistema digestivo, insomnio y caída del cabello. Investigaciones médicas a nivel mundial han demostrado que el ejercicio, la meditación y la

oxitocina ayudan a reducir los niveles de cortisol. La oxitocina, conocida como la hormona del amor, se libera al experimentar cariño, empatía y contacto cercano. Las enfermedades que manifestaba mi cuerpo eran un grito de alerta para equilibrar mi vida y recuperar el bienestar del equilibrio.

Hija, cada etapa de nuestras vidas está determinada por una prioridad y es coherente que esta ocupe la mayor parte de nuestros días. Sin embargo, la diversidad equilibrada de acciones y roles enriquece el espíritu y potencia el bienestar de cada momento. A pesar de que estudiar era mi prioridad, descuidar mis roles de amiga, hija y, sobre todo, mi propia salud, me llevó a enfermar. No es que estudiar estuviera mal, sino que cualquier exceso rompe la cuerda de nuestra balanza, impidiendo un desarrollo sostenible. Mantener tus prioridades en equilibrio con otras áreas de la vida te permite funcionar mejor, conservar tu salud, tu perspectiva, y crecer con bienestar.

-

La palabra «balance» viene del latín *bilanx*, donde *bi-* significa dos y *lanx*, plato o platillo de una balanza. En la antigua Roma, una *bilanx* era un tipo de balanza de dos platos utilizada para medir la relación de peso entre dos objetos. Esta balanza solo se equilibraba cuando los objetos tenían el mismo peso (Monlau, 208; Corimas, 80).

Balance: estado de armonía y bienestar que se logra al ajustar, combinar y dosificar adecuadamente los diversos *pesos* de la vida de una persona. Su enfoque sostenible estimula el desarrollo y crecimiento pleno.

Balance:

C   Cambio

Vengo de un país sin estaciones. Durante mi infancia en Ecuador, mi primera noción de cambio drástico no fue a través de una transformación estacional, sino cuando mi hermana, una noche de septiembre, partió de casa y nunca más volvió. Yo tenía 11 años y ese cambio en la dinámica de nuestra familia fue muy triste; un duro invierno había invadido nuestro hogar. No exterioricé la emoción, pero, inconscientemente, empecé a asociar la idea de cambio con un sabor a pérdida y tristeza. Se había ido el calor de mi segunda mamá, mi heroína, mi fan y mi guardiana divertida.

En efecto, no pude impedir el cambio (la partida de mi hermana) y, aunque desde ese invierno del 97 nunca volvimos a vivir bajo un mismo techo, nuestra unión no se perdió. Después de tantos años alejadas, seguimos juntas, acompañándonos en espíritu durante todas las estaciones, haciendo que nuestra relación se transforme y crezca. Aun ahora, viviendo en distintos continentes, intentamos compartir los veranos físicamente, tejiendo recuerdos y riéndonos de nuestros múltiples cambios, burlándonos de las nuevas arrugas y libras que nos adornan o de nuestros repentinos cambios de humor. Cada semana, llenamos el vacío trasatlántico que nos separa con alegres videollamadas. Ella sigue siendo mi guardiana divertida y yo la suya.

Todo cambio es bueno, solo pasa lo que nos conviene.
Luis Rojas-Marcos

Cambios involuntarios = Ser agua

Es admirable la capacidad que tenemos los seres vivos de adaptarnos a cambios que no podemos controlar…

Árboles desnudos, aparentemente moribundos, soportan la inclemencia del frío del invierno mientras mantienen sus raíces activas bajo el hielo en busca de nutrientes, sabiendo que, llegada la primavera, revivirán a través del calor absorbido por sus nuevas hojas.

Un simple virus que, tras su mutación tuvo un alcance asesino, obligó a la humanidad a usar mascarilla, a evitar abrazos y nos forzó a inventar una nueva cotidianidad sin contacto social con la esperanza de regresar a la normalidad.

Agua que, debido al cambio de posición de la luna con respecto a la Tierra, puede transformarse de un estado líquido e indefenso a olas gigantes que tienen la capacidad de derrumbar edificios enteros.

Pájaros pinzones de las islas Galápagos que mutaron la fuerza y el tamaño de su pico para adaptarse a sus necesidades alimenticias según su ubicación geográfica y la disponibilidad de alimentos. En las islas con abundancia de semillas, presentan picos fuertes y grandes para romper las pepitas, mientras que en las islas donde predominan los insectos, tienen picos más finos para atraparlos.

Hay ciertos patrones predecibles que pueden ayudarnos a entender el orden cíclico propio de algunas transformaciones. Muchos forman parte de una lógica repetitiva. Estas certezas de cambio me han ayudado a evitar el caos mental: calma después de la tormenta, subir después de bajar, primavera después del otoño; el ciclo de la vida. También sirven para ver con optimismo el futuro, enseñándonos a disfrutar el instante presente antes de que inevitablemente *cambie*, aunque también con resignación y añoranza, ya que, en orden o en desorden, la transformación es inevitable.

Son tantos los cambios que no podemos controlar: el clima, las personas, los gustos, nuestras células, el mundo, la tecnología, la sociedad, la idea de tiempo… Solo podemos adaptarnos y *ser agua*, hielo, sudor, río, sangre, mar, rocío, vapor, saliva, lluvia, lágrima, ola… Y sin importar la estación, ser capaces de mutar, fluir a través de lo inevitable y cambiar, sin inútil resistencia.

Cambios autogestionados = Primaveras a voluntad

La primera vez que experimenté el proceso de una obra de arquitectura me quedé aterrada. Yo tendría unos 8 años cuando visité por primera vez un edificio en construcción con una pareja de amigos de mis papás. El edificio estaba en la fase de *obra muerta*, con las paredes grises sin enlucir, sucio, lleno de cables sueltos, oscuro, húmedo y caótico. Recuerdo querer huir cuanto antes de ese lugar horrible.

A los 5 meses, salimos con los mismos amigos y fuimos a una reunión en un espacio hermoso, iluminado, cálido, ordenado, con un suave piso de mármol y decorado con una lámpara brillante y sillones de seda *beige*. Era el mismo espacio, nada elemental había cambiado. Los arquitectos habían gestionado esta nueva experiencia *a voluntad* y así habían transformado nuestra percepción de ese pedacito de mundo.

¿Pero qué pasa con el espacio en nuestra mente? ¿Acaso no cambia también nuestra percepción del mundo según la forma y el cuidado que le demos a nuestros espacios internos?

Me sorprende nuestra habilidad para llenarnos de inviernos mentales y oscuridad, de enfocarnos en lo peor, de sabotearnos constantemente a pesar de atravesar primaveras de plenitud en nuestras vidas. Sin embargo, también poseemos la maravillosa capacidad de accionar el cobijo de una primavera mental (a voluntad) que nos permita atravezar la dureza de cualquier temporal:

- Cultivar nuestra paz desde la meditación.

- Armonizar el clima interno hablándonos bonito.

- Abonar nuestra fertilidad emocional valorando y agradeciendo los vínculos que crecen en nuestra vida.

- Adornar nuestras paredes mentales con floridos recuerdos de lo bueno.

- Abrigarnos con la calidez de los abrazos recibidos y dados.

- Aclarar nuestros *espacios internos* con la luz de un buen libro.

- Respirar con conciencia de sabernos vivos, a pesar de que el cielo parezca caerse por el clima extremo y las condiciones que no podemos controlar parezcan ahogarnos.

- Ser arquitectos de nuestro espacio interior y exterior, creando y moldeando la forma en que vemos y experimentamos el mundo que nos rodea.

Cambio voluntario = Ser camaleónicos

No existe mal clima, sino ropa inadecuada.

Anónimo

Es fascinante cómo nos autoimponemos cambios físicos para cumplir un deseo: cambio mis tenis de diario por tacones altos para sentirme elegante en la boda de mi mejor amiga, cambio mis tacones por zapatos con punta de acero para evitar lastimarme y para sentirme segura en la construcción, cambio mis zapatos de punta de acero por mis tenis de diario para poder correr, jugar contigo y volver a sentirme cómoda.

Nunca sentí que un tipo de apariencia me definiera. Genuinamente disfruto de la hermosa variedad de colores, climas, sabores y de todo tipo de personas, de todo tipo de apariencias. Y es que desde pequeña entendí que en la vida uno no siempre es lo uno o lo otro, sino que se puede ser todo. Asimilé el cambio como una constante. La habilidad de ser camaleónica no solo es divertida, sino que, usada con inteligencia, es un superpoder que te abre la posibilidad de disfrutar y experimentar varios mundos sin perder tu esencia.

Cambio consciente = Evitar la historia del señor que añoraba

Cuando me convertí en mamá, había una frase que me repetían varios allegados: «Disfruta ahora, porque cuando crezcan, todo cambiará…».

Independientemente de la persona que dijera esas palabras, siempre las acompañaba de un triste eco de añoranza y un sentimiento de pérdida. Me quedé reflexionando sobre el tema cuando me la mencionó Hanin después de que te conoció; tú tenías unos 4 años. Hanin era el papá de un amigo de mis padres, un señor elegante de unos 85 años que usaba traje y corbata de lunes a domingo. En su juventud había sido padre en 3 ocasiones y hecho una gran fortuna en el sector inmobiliario. Desde entonces, vivía de las riquezas recaudadas de sus cientos de propiedades alquiladas por el mundo.

Al escuchar a Hanin, un hombre que debía estar satisfecho de lo vivido sin añorar algo distinto, me vinieron a la mente frases que había oído una y otra vez a lo largo de mi vida, siempre en momentos de transición, como si el paso por cada etapa viniera acompañado de una advertencia tácita:

- Cuando era niña, me decían: «Disfruta ahora, porque en la escuela todo cambia».

- Luego, cuando llegué a la escuela, la advertencia se transformó: «Disfruta ahora, porque en la universidad, todo cambia».

- En la universidad: «Disfruta ahora, porque en la vida adulta todo cambia».

- Después, cuando me casé: «Disfruten ahora, porque con los hijos, todo cambia».

- Y ahora, contigo, nuevamente: «Disfruta ahora, porque cuando crezca, ¡todo cambia!».

¿Qué me querían decir?, ¿que cuando la vida cambiara la plenitud se acabaría?

En efecto, el cambio era la única constante. Y a pesar de que las transformaciones por las que atravesaba no involucraban ninguna pérdida, sí comunicaban *rechazo*. Así que, después de ver la tristeza y añoranza con que Hanin te miraba, repitiendo la frasecita, decidí que yo no quería envejecer así. Me blindaría emocionalmente, *celebrando cada cambio desde la abundancia y recordando que nada se pierde en el proceso.* Escribiría mi historia de tal manera que disfrutaría todas las etapas de tu vida.

Ese día me prometí que te celebraría tu vida ahora, cuando crezcas, cuando crezcamos, cuando cambies y cuando cambiemos. Agradecería el tenerte en mi vida a pesar del cambio de sabor de nuestras lágrimas y de las estaciones que nos tocase vivir. En ese instante recordé mis lágrimas de alegría cuando te vi dar tus primeros pasos, o tus lágrimas, cargadas de tristeza, cuando perdiste tu peluche preferido. Esas lágrimas luego cambiaron a unas de completa gratitud cuando logré comprarte otro igual, o las lágrimas de orgullo que derramé hoy al escucharte tocar en tu primer recital de piano. Recordaría la fortuna de tenerte en mi vida, siempre.

*

Querida Clara,

La constante de cambio en el universo se basa en que los átomos, como las unidades fundamentales de la materia, no pueden desaparecer ni aparecer de la nada. Es decir: los átomos no pueden ser creados ni destruidos, solo pueden reorganizarse, cambiar para formar nuevas sustancias. El cambio hace referencia a ese proceso de modificación, ya sea en términos físicos, químicos, numéricos, conceptuales o situacionales.

Sin embargo, es fascinante que a pesar de que el cambio es una condición inevitable en toda la energía material o inmaterial del universo, en los seres humanos también puede ser autoprovocado, rechazado o aceptado pero nunca impedido. Lo hermoso de este proceso es que, indistintamente del tipo de mutación —muerte, vida, calma, tormenta, primavera o invierno—, nada se pierde, ni se crea, ni se destruye, solo cambia ~~se transforma~~ (adaptación de Lavoisier).

Nada se pierde. Todo se transforma.
Jorge Drexler

-

El significado etimológico de la palabra «cambio» deriva del verbo en latín *cambiare* o *trocar*, que en la antigua Roma significaba realizar un intercambio o trueque (Corimas, 122).

Cambio: ley universal inmutable en la que la transformación es una constante; donde nada se crea ni se pierde, solo se transforma.

Cambio:

____

____

____

____

____

____

D Decisión

Cuando tenía 23 años, estaba en un punto bastante neutral y monótono de mi vida. No tenía mayores emociones que alimentaran mi día a día, ni que me llenaran de pasión por vivir o por lo que hacía. Estaba por acabarse el semestre y empezar el verano, y no tenía aún ningún plan trazado. Había una firma de arquitectos en Atlanta a la que admiraba muchísimo, pero no aceptaban pasantes en ese momento. Lo más probable era que, si no tomaba ninguna *decisión* ese día, me iba a quedar el verano manteniendo mi rutina del semestre: metida en la biblioteca, estudiando todo lo que podía sobre arquitectura.

Era jueves y, al final de la clase de estructuras, escuché que el profesor decía que habría una conferencia de un arquitecto interesante esa tarde. Salí de clases y *decidí* cambiar mi ruta habitual a la biblioteca e ir a escuchar la conferencia. Al final, *decidí* hacer fila para preguntarle algo puntual al expositor. Yo estaba en el centro de una línea de unas 20 personas; todos nos movíamos en orden y en silencio militar, a excepción de la persona con turno detrás de mí. Era un señor de unos 60 años, pequeño y delgado, impecable, vestido de negro de pies a cabeza; hablaba por celular en italiano a todo pulmón. Entre otras cosas, el señor le comunicaba de manera enfática a su pareja su enojo porque en Savannah no existieran lugares para comer bien. Cuando cortó la llamada, sentí ganas de ayudarle. Gracias a que había decidido estudiar italiano años atrás, pude darme la vuelta y, con una expresión sincera, sugerirle un par de restaurantes donde podía *mangiare bene*, es decir, «comer bien». Me agradeció la sugerencia y me interrumpió para, melodiosamente, cantarme su nombre:

—*Grazie per il suggerimiento. Ciao, mi chiamo Lorenzo, piacere, ¿e tu come ti chiami?* (Gracias por la sugerencia. Hola, me llamo Lorenzo, un placer, ¿y tú cómo te llamas?).

—*Eva, anche un piacere* (también un placer) —respondí sonriendo.

Continuamos conversando. Me preguntó sobre mis estudios y yo le conté de los 10 libros de arquitectura que estaba leyendo en ese momento. Pude notar que mi respuesta despertó un genuino interés en su rostro. Segundos después me preguntó qué planeaba hacer ese verano.

—Seguir leyendo —le dije, suspirando.

Él soltó una carcajada.

—Muy interesante.

Me comentó que era arquitecto y constructor y que, si me interesaba una oportunidad de pasantía en el verano, me entrevistaría el sábado a mediodía en su oficina de Atlanta. Alcanzó a darme su tarjeta de presentación y un amistoso apretón de manos justo antes de mi turno para hablar con el expositor.

—¡Confírmame hasta mañana al mediodía! —me dijo, desde la puerta de salida, mientras abandonaba el salón.

Antes de subir a mi bicicleta, vi la hora en mi celular: 9:00 p. m. Mientras pedaleaba a casa, escuché a mi mente bombardearme con mensajes de alerta. ¿Y si Lorenzo era un violador de jovencitas y usaba el «ofrecer trabajo» como carnada para atraer a sus presas? ¿Y si no alcanzaba a terminar mi portafolio en un día? ¿Y si, a pesar de que iba con mi portafolio terminado, no le gustaba mi trabajo? Y si, y si, y si, y si… Mis *ysis* eran interminables.

Decidí respirar hondo y darle a mis *ysis* un tono más optimista y hacerme una pregunta que me hiciera sentir mejor:

¿Y si… lograba terminar mi portafolio, conseguía reunirme con él, le encantaba mi trabajo, me daba la oportunidad de hacer la pasantía y mi verano se convertía en una experiencia maravillosa?

En realidad, estas eran solo hipótesis; nada existía más que en mis pensamientos. Por eso *decidí* convertir esta última pregunta en una convicción:

Voy a terminar el portafolio, reunirme con él y hacer una pasantía increíble este verano.

Con esta afirmación en mi cabeza, podía ver en mi mente el portafolio terminado. Esta imagen sirvió de impulso para ponerme en acción y empezar a trabajar duro. Llegando a mi dormitorio universitario, *decidí* comprar mi boleto para tomar el primer tren de la mañana del sábado a Atlanta y me dormí ilusionada.

Al día siguiente, me levanté antes que el sol, motivada para actuar. Trabajé todo el día con la intensidad de un caballo de carreras: esta vez no corría por miedo, o por huir del dolor, sino por la ilusión de vivir una aventura feliz ese verano y por el deseo de ver materializada mi convicción.

Cuando terminé el portafolio eran las 4 de la mañana. Había trabajado por más de 18 horas con breves descansos para servir a toda prisa mis necesidades biológicas. Guardé con orgullo mi reluciente portafolio en la maleta, dejé lista la ropa y me dispuse a descansar 2 horas para alcanzar a bañarme y llegar a tiempo a la parada del tren. Puse mi alarma para las 6:00 de la mañana y caí en un profundo sueño.

En la mañana, me levantó el estruendoso grito de mi *roommate* desde el baño: se había caído en la ducha. Salté de la cama a la puerta del baño para preguntarle si necesitaba ayuda. Me dijo que le disculpara por despertarme con su grito, que había sido un accidente pequeño y que estaba bien. Vi la hora: eran más de las 8

a. m. Debido al cansancio extremo, no había escuchado la alarma y había perdido el tren.

Sentí cómo mi convicción desaparecía y era sustituida rápidamente por sentimientos de frustración y tristeza. Estaba decepcionada conmigo por no haber sido capaz de despertarme. Me sentía paralizada y no paraba de llorar de rabia y odio por haberme equivocado y ser incapaz de llegar a tiempo al tren que me llevaría a la reunión. Busqué en mi computadora si había más trenes, pero descubrí con pena que el que había perdido era el único tren del día. Ante ese frustrante hallazgo, *decidí* seguir hundiendo mi autoestima con violentas palabras que reafirmaban mi torpeza.

Pero justo cuando estaba por rendirme, mis ojos se posaron en un *post-it* amarillo que decidí pegar hace muchos años a mi computadora, donde estaba escrita la palabra «guerrera» con un marcador grueso azul oscuro. Inhalé profundo y recordé el origen de esa nota...

*

En mi primer trabajo formal, a mis 17 años, fui vendedora en un almacén de productos naturales. Allí conocí a un excéntrico chico mexicano llamado Xavier. Era chaparrito, de cabello grueso y negro, nariz chiquita y silueta generosa. Le encantaba hablar y había convertido su labia en una superherramienta de ventas, lo que le había permitido consagrarse durante 2 años consecutivos como el mejor vendedor del almacén. Se sentaba en un escritorio junto al mío. Una mañana, lo vi por más de una hora teniendo mucha dificultad en usar su computadora. La apagaba, la prendía, conectaba y desconectaba cables al azar y nada parecía darle resultado. Sus gestos de frustración parecían gritar «auxilio». Al parecer, su habilidad con las palabras era inversamente proporcional a su habilidad con la tecnología.

Decidí dejar de mirarlo y acercarme a ayudarle. Hice mi magia ordenando sus cables y logré rápidamente que su computadora empezara a funcionar de manera óptima. En el pasado, había *decidido* aprender sobre tecnología y, cada vez que veía a alguien conectar algún tipo de *hardware*, me esforzaba por entender lo que hacían.

Para mí, lo que había hecho era un gesto insignificante. Sin embargo, para Xavier había sido gran cosa y me agradeció llamándome *guerrera*.

—¿Cómo? —le pregunté después de escuchar ese adjetivo tan potente y categórico.

—Sí, *guerrera* —repitió—. Venciendo tu miedo, te acercaste a mi problema y actuaste con tenacidad para encontrar la solución que consiguió ayudarme.

Me sonrojé por el halago, a mi parecer, sumamente exagerado. Se lo agradecí, pero seguía convencida de que no había tal magnitud en mi acto. En aquel entonces, mi definición de *guerrera* era la de alguien que superaba una enfermedad terminal, alguien que se enfrentaba a las balas o que salvaba la vida de otra persona arriesgando la suya. Algo más propio de las realidades que vivían los héroes de las películas, tal vez, pero mi realidad era otra.

No obstante, aún incrédula, *decidí* no esperar a que me llegara una experiencia de vida o muerte para empezar a llamarme así, porque… ¿qué tal si nunca llegaba? Esta era mi humilde realidad y *decidí* aceptarla con gratitud, exprimiendo con ahínco esa migajita de autoestima que me abría una oportunidad para cultivar mi identidad.

Luego, me cuestioné sobre cuál habría sido el primer acto de valentía de cualquier superguerrero para empezar a llamarse así;

todos habrán tenido un primer acto pequeñito para empezar a «creérsela». *Decidí* que éste sería el mío: arreglar una computadora. Por algún lado tenía que empezar, ¿no? Con una sonrisa de insegura victoria, acepté, empoderada, el halago que me habían regalado.

Mi último día de trabajo en el almacén, mi amigo se despidió de mí muy emotivo, me regaló un abrazo rompehuesos y un chocolate con un *post-it* amarillo en el que había escrito, con marcador azul, la palabra *guerrera*.

*

Volví a abrir la computadora y *decidí* desempolvar mi convicción de *guerrera*, solo que esta vez mi guerra se libraba en un campo de batalla distinto. Me invadió la certeza de que, con tenacidad, encontraría la solución y vencería. Decidí endeudarme por primera vez con mi tarjeta de crédito y conseguí comprar, aunque a un precio bastante alto, el último boleto de avión a Atlanta del día.

Tras pocos minutos, estaba subida en un taxi camino al aeropuerto para alcanzar mi vuelo salvador. Ya sentada en el avión, respiré agradecida, mientras abrazaba mi portafolio. Llamé a Lorenzo para decirle que había tenido un pequeño «contratiempo» y que llegaría un poco tarde a la reunión.

Un moderno reloj plateado con números grandes marcaba las 2:00 p. m. Yo lo miraba desde una elegante silla de cuero blanca situada en el quinto piso de un majestuoso edificio de la zona corporativa de Atlanta. A través de la pared de vidrio, el verdor del parque frente al edificio se colaba por la ventana, y yo intentaba seguir el ritmo de las copas de los árboles, moviendo mi pie inquieto y nervioso mientras esperaba el veredicto de mi entrevistador. Lorenzo revisaba minuciosamente, una a una, las hojas de mi portafolio. Al terminar, una sonrisa inesperada se dibujó en su rostro y me preguntó:

—Entonces, Eva, ¿cuándo quieres empezar?

Sentí que me hervía la sangre, como si todos mis glóbulos rojos hubiesen decidido saltar de la emoción al mismo tiempo.

Después de mi respuesta afirmativa, mi casi nuevo jefe me dijo, ya despidiéndonos:

—Y con respecto a tu «accidente» de la mañana… Para la próxima, no te quedes dormida.

Sus palabras me paralizaron de la vergüenza y justo cuando iba a disculparme, me interrumpió diciendo:

—Aunque debo admitir que fuiste muy valiente resolviendo tu «contratiempo».

Cuando llegó el fin de mi pasantía, no solo había tenido una increíble experiencia laboral con Lorenzo, sino que resultó ser un amigo muy cercano de los arquitectos de la firma que yo tanto admiraba. Al enterarse, me consiguió una cita con ellos. Llegué, esta vez puntual, y la entrevista fue una verdadera victoria.

El último día de verano, tenía innumerables anécdotas de experiencias increíbles que había vivido en mi pasantía. Antes de dormir esa noche, vi por última vez mi tesoro más preciado hasta ese momento: las hojas de mi contrato para empezar a trabajar, en pocas semanas, en la firma de arquitectura que tanto admiraba.

El asunto no es si yo era o no una guerrera. Desde ese día, sin importar la dimensión de la batalla ni del conflicto, entendí que sentirme o no guerrera era una cuestión de *decisión*.

*

Clara querida:

Corroboré el poder de esta palabra hace pocos días cuando terminé de leer *El hombre en busca de sentido*, de Viktor Frankl. Este psicólogo vienés sostiene que cada individuo puede decidir su actitud en la vida, pese a las circunstancias que atraviese. Frankl, un prisionero de los nazis, preservó su libertad interior en situaciones de supervivencia extrema mientras estaba reclutado en un campo de concentración. Esto demuestra que cualquier persona, incluso en escenarios difíciles, trágicos o banales, puede elegir quién quiere ser e interpretar a voluntad las condiciones que atraviesa.

Aunque no controlamos la arbitrariedad de las circunstancias de la vida, nuestra libertad interior siempre está presente, para permitirnos elegir quien decidimos ser frente a lo que nos pasa.

> *De modo que cada hombre,*
> *incluso en condiciones trágicas,*
> *puede decidir quién quiere ser.*
> Viktor Frankl

-

La palabra «decisión» viene del latín *decidere*, que significa determinar. Sus componentes léxicos son: el prefijo *de-* (dirección), *caedere* (cortar, talar) y el sufijo *-ción* (acción y efecto). Hace referencia a que decidir implica la acción de cortar o separar opciones para llegar a una resolución, igual que cuando cortamos la rama de una planta y decidimos qué parte dejar y cuál quedarnos, eliminando las otras posibilidades (Corimas, 202).

Decisión: es la capacidad de actuar con determinación para estar orgulloso del resultado. Es sentir que, independientemente de las circunstancias que tengamos en la vida, siempre podemos elegir nuestra manera de actuar frente a algo e influir en su resultado final. Nuestras decisiones nos definen y le dan sentido a nuestra existencia.

Decisión:

____

____

____

____

____

____

E Esfuerzo

La semana que supe que habías empezado a crecer en mi vientre, además de la ilusión, empezaron a crecer en mí la incertidumbre y el miedo. Me cuestionaba lo que podría o no traer el futuro con tu llegada. Enfrenté la situación de la misma forma que había hecho con tantas otras cosas que me habían dado miedo en el pasado: *prendiendo la luz*, buscando fuentes de claridad y conocimiento que erradicaran mi aterrorizadora ignorancia. Investigué los mejores libros que pude sobre maternidad y parto. Después de leer y leer sobre la evolución de la humanidad, las sabidurías ancestrales del parto humanizado y conocer las múltiples ventajas para los mamíferos de parir de manera natural, decidí que esa era la forma en que quería hacerlo.

Tal vez en Europa o en el Ecuador de los años 70 esta decisión hubiera sido obvia. Sin embargo, en el contexto del Ecuador de 2017, hasta nuestros días, el 80 % de los partos se daban por cesárea. En mi círculo de conocidas que ya habían sido madres, la cantidad de cesáreas confirmaba esos datos.

En la cuarta cita, le pregunté a mi ginecólogo sobre el porcentaje de pacientes que daban a luz de manera natural, y me comentó que solo el 20 % lo lograba, que las mujeres de la actualidad tenían caderas muy pequeñas o que eran *flojas*. Asustada por sus números y comentarios, me cambié a un doctor que ofreciera probabilidades más optimistas.

1 de 5 – El objetivo

En esta primera parte de mi proceso, mi objetivo estaba claro:
dar a luz de manera natural.

En el ámbito de la física resulta obvio que, para lograr un
desplazamiento, es indispensable la fuerza o *esfuerzo* que actúa
sobre o desde un objeto. Sin embargo, en nuestro día a día, esta
fuerza es invisible y no tan obvia. Además del arranque y la
motivación, cuando ya tenemos claro adónde vamos, el esfuerzo
es la energía indispensable que activa nuestro motor.

2 de 5 – La incomodidad

Ibas ya creciendo en mi pancita desde hacía 8 meses, cuando leí
un estudio sobre psicología evolutiva.

En el texto se explicaba que la mente humana primitiva se
desarrolló en un entorno hostil. Nuestros antepasados vivían en
contextos salvajes, donde los recursos eran limitados y la siguiente
comida o refugio no estaban asegurados; conservar energía y evitar
el peligro era vital para la supervivencia. Como consecuencia, la
constante incertidumbre que vivían hizo que su cerebro
desarrollara una resistencia innata al esfuerzo y al dolor. Estos
mecanismos de conservación persisten en nosotros hoy,
explicando por qué, instintivamente, evitamos tareas incómodas o
que requieren esfuerzo. Aunque el mundo ha cambiado, seguimos
cargando con una tendencia evolutiva a mantenernos en una «zona
de confort» que nos empuja a evitar lo que no parece vital.

Leer este contenido me dio un alivio inmenso. Al fin, toda la
pereza y la procrastinación que a veces sentía tenían un argumento

que los justificara. En especial, en ese momento, ya que con el embarazo era más evidente que mi cuerpo manifestaba ganas de dormir todo el día. Conocer esa historia me permitió entender que esta resistencia al esfuerzo no era debilidad, sino el eco de una estrategia de supervivencia ancestral.

En castellano, la palabra «resistencia» tiene definiciones opuestas según el área del conocimiento desde donde se la defina. Entendida desde el ámbito de la psicología, la física y la política, es la oposición activa o la lucha contra una fuerza, sistema o ideología. Esta resistencia se refiere al impedimento o a la capacidad de dificultar un flujo. Al inicio de esta segunda fase del ciclo, mi voluntad de esfuerzo se manifestó como sinónimo de esa «resistencia», rechazando cualquier tipo de molestia.

Reconocer el instinto de resistencia de mi cerebro primitivo me permitió estar consciente de que, ante la llegada del esfuerzo, inevitablemente aparecerían la incomodidad o el dolor, la impaciencia o la ansiedad, como mecanismos de defensa. Fue como identificar al enemigo y estar alerta. Me dio la oportunidad de trabajar con estos impulsos, desafiándolos cuando fuese necesario, para enfrentar los retos del ahora que, aunque menos letales, aún requerían esfuerzo y determinación.

Entonces, pese a la incomodidad de mi barriga y de mi pereza permanente, logré esforzarme a diario por seguir haciendo, trabajando, comiendo sano y atendiendo a mis clases de preparación para el parto.

Nombrar lo difícil me ayudó a normalizarlo. Reconocer lo ingrato e incómodo del esfuerzo fue alentador.

Considero a las palabras como la base estructural que cimenta nuestros pensamientos. Desde sus definiciones se construyen los espacios donde se desarrollarán nuestras emociones y acciones.

Durante los meses de preparación previos al parto, trabajé semanalmente con una doula. Lidia era una mujer ya en su tercera edad; había sido madre de 6 e irradiaba sabiduría, paciencia y dulzura. Vestía con zapatos bajos, trajes sueltos y monocromáticos hechos de telas nobles, llevaba el cabello recogido sin tensión ni pretensión, las uñas cortas y la cara siempre lavada. Cuidaba mucho la cantidad y calidad de palabras que nos compartía. Sus frases eran breves, afiladas y precisas. Su discurso se basaba en repotenciar la capacidad y el impacto de las palabras durante nuestra labor de parto, en usar el lenguaje como un arma aliada de nuestro esfuerzo para lograr nuestra meta.

—Repitan conmigo: *El dolor es inevitable, pero el sufrimiento es opcional* —nos decía.

El día que escuché esa frase por primera vez sentí un clic interno, como si una pieza importante del rompecabezas al fin hubiera encajado. Esa frase normalizaba al tan temido *dolor*. Pensé en otros dolores que no son sufridos, como el de los abdominales, o el que a veces me causaba el mantener la calma y callar en situaciones donde quería explotar; al saber que eran esfuerzos dolorosos por una buena causa, los gestionaba de manera positiva recordando el bienestar que me darían a largo plazo, a pesar de su incomodidad inmediata.

Repetir mantras también se volvió una herramienta indispensable. Era como activar un *prompt* que me llevaba a recuperar la actitud correcta.

Mi mantra durante mi labor de parto fue: *Soy canal de luz, cada esfuerzo me acerca a conocerte. El dolor es inevitable, pero el sufrimiento es opcional.*

4 de 5 – La resistencia

La dificultad no significa no*, solo significa* no todavía.
Nick Vujicic

El día que empecé la semana 40 del embarazo, amanecí sintiéndome lista. Me había esforzado por hacer yoga, caminar a diario y cuidar mi alimentación. Había asistido a todas las clases de Lidia, tenía lista una *playlist* para la ocasión, mi maleta con tu ropa de recién nacida y alimentos energéticos para el proceso. Todo estaba muy bien, y yo auguraba que iba a lograr cumplir fácilmente con mi objetivo.

Esa noche, alrededor de las diez, comenzaron las primeras contracciones, leves al principio, como calambres. Tras dos horas, llamamos al doctor, quien nos indicó esperar a que el tiempo entre contracciones se acortara. Aunque aún espaciadas, cada una era más dolorosa, como si me golpearan con bates de béisbol en las caderas. A las 6 de la mañana, tras 8 horas de dolor creciente e incontenible, le pedí a tu papá que me llevara a la clínica.

Allí, las doulas me ayudaron a sujetarme de unos telares para aliviar el dolor mientras repetía mi mantra: *Soy canal de luz, cada esfuerzo me acerca a conocerte. El dolor es inevitable, pero el sufrimiento es opcional.* Pero mi cuerpo, cansado y sin poder retener alimentos, parecía no querer responder. Entré a la novena hora de labor debilitada por el vómito y la fatiga.

A la hora 12, pensé que ya estaba cerca, recordando que para una madre primeriza el promedio de horas de labor es de 12 a 18.

Pero al llegar a la hora 18, había dilatado solo la mitad de lo necesario. Me hicieron una ecografía: estabas en la posición correcta, pero la falta de progreso y el agotamiento me hicieron dudar: quizás no podría lograrlo.

Entonces sentí la necesidad de *abandonar*.

Empecé a pensar que, tal vez, mis caderas sí eran muy estrechas, que, en el fondo, sí era floja y que, simplemente, esto no era para mí. Lloraba sintiéndome acabada. Comencé a preguntarme cómo lo habían logrado el resto de las madres durante la historia de la humanidad, con labores de parto que duraban a veces varios días. ¿Sería que ellas, a diferencia de mí, sí sabían esforzarse?

Mi doctor notó que estaba a punto de claudicar y me preguntó:

—Eva, ¿tienes mucho dolor? ¿Quieres que te coloque anestesia epidural?

—No, doctor —le respondí—. A los dolores ya me acostumbré, lo que me está matando es ver que no hay progreso y sentir que no voy a llegar. ¿Cree que vale la pena continuar?

—Mantén el esfuerzo y confía —me dijo—. Los resultados vendrán solos.

Al principio, el esfuerzo implica eliminar la resistencia, erradicar cualquier oposición que nos impida avanzar hacia el objetivo deseado. Sin embargo, en una etapa más avanzada, la resistencia adquiere un nuevo significado y se vuelve aliada del esfuerzo. Entendida desde el área del ejercicio físico, esta segunda resistencia –la deseada– nos permite realizar un esfuerzo sostenido durante un periodo de tiempo prolongado. En el ámbito de los materiales y sus propiedades, esta segunda resistencia describe la capacidad de un material para soportar una carga sin romperse ni deformarse.

El esfuerzo constante me hizo ganar inercia. Me dejé llevar en cuerpo, mente y alma: si las vacas y las yeguas resistían, yo también podía.

Entre las horas 19 y 21, me entregué a la resistencia desde el aguante y la confianza en el proceso. *Soy canal de luz, cada esfuerzo me acerca a conocerte. El dolor es inevitable, pero el sufrimiento es opcional. Confío y resisto.*

Esta resistencia, confianza y persistencia me recordaron la magia que sentía cuando había logrado cosas difíciles en mi vida. Hacer un esfuerzo repetido, resistiendo al cambio, hacía que cada vez fuera más fácil moverme en la misma dirección.

En otras palabras, resistir fue oponerme a abandonar la batalla.

5 de 5 – La luz

El reloj marcaba las 8 de la noche y yo empezaba la hora 22 de la labor de parto con buenas y malas noticias. El doctor me dijo que estábamos cerca de la meta, pero que me tenía que alistar para pujar. «¡¿Qué?!», me dije. Si de por sí sentía dolor sin ejercer presión, hacer esfuerzo de expulsión me mataría… A pesar de que la batalla había sido larga y dura, lo más intenso estaba por venir. Desde ese momento, cada segundo traía una dolencia que superaba a la anterior.

El dolor de ese momento no se compara con ninguna otra experiencia que haya sentido. No era solo un dolor físico, sino también visceral. Envolvía a la mente, al cuerpo y al alma, como si cada parte estuviera implicada en el acto de dar vida. Cada fibra, cada músculo, cada pensamiento y cada respiración se concentraban en un esfuerzo que parecía inhumano. Cada grito que soltaba al pujar demandaba hasta la última reserva de aliento. Y, aunque parecía algo insostenible, cada gemido parecía avivar una fuerza más poderosa dentro de mí. Solo la certeza de que pronto te conocería me permitía seguir adelante, aun cuando sentía que mis fuerzas se agotaban.

Cuando parecía que no quedaba nada más en mí, finalmente llegó el alivio. Sentí como si el mundo se detuviera un instante, llenándome de una paz absoluta al ver la luz de tu nacimiento. Al sentir tu cuerpo calientito abrazar mi piel desnuda y cansada, y sentir tu presencia, supe que todo el esfuerzo había valido la pena. Las ventajas de la labor de parto natural también se reflejaron en mi pronta recuperación: todas las hormonas segregadas durante el proceso hicieron que pronto me volviera a sentir bien, fuerte y lista para empezar una nueva aventura contigo.

Definitivamente, la hora más oscura fue justo antes del amanecer.

*

Querida Clara,

Durante mi adolescencia, me cuestionaba por qué es difícil realizar un esfuerzo, y por qué no es automático o instintivo. O por qué, si *me dejaba ir*, podía pasar días enteros sin buscar nada más que la supervivencia con el menor esfuerzo, alimentándome o viviendo con lo mínimo. Obviamente, estos cuestionamientos los hacía desde mi «afortunada» realidad: la de una joven que lo tenía «todo», menos las necesidades que la movieran a esforzarse incansablemente.

Después de determinar mi crecimiento personal como objetivo, aprendí que el esfuerzo extremo es esencial. Al igual que el crecimiento muscular surge del máximo estrés que causa microdesgarros y luego fortalece el músculo, el desarrollo propio se logra a través del máximo esfuerzo.

Mi manera de entender la palabra *esfuerzo* proviene del hecho de evidenciar que completar su ciclo es indispensable para el crecimiento o para alcanzar un objetivo. Dar a luz, alcanzar un objetivo profesional o cumplir una meta de crecimiento personal son procesos que siguen un patrón con etapas similares:

1.   **El objetivo:** En la primera etapa, el esfuerzo se centra en determinar un objetivo claro y fijar un tiempo de ejecución.

2.   **La incomodidad:** Al empezar la segunda etapa del ciclo, es inevitable que se manifieste una resistencia al esfuerzo. Esta se materializa a través de la incomodidad o el dolor. Lo importante en este punto es reconocer la resistencia, aceptarla y persistir con esfuerzo.

3.   **Las palabras:** Durante la tercera etapa, el esfuerzo es potenciado gracias al impacto de las palabras, que establecen la actitud ideal y fortalecen la determinación necesaria para llevar a cabo las acciones requeridas.

4.   **La resistencia:** En la cuarta etapa del ciclo, el cansancio, por tanto esfuerzo realizado, te desafía a abandonar el objetivo. Es entonces cuando la resistencia y la persistencia se ponen a prueba. La resistencia se convierte en la capacidad de mantener el esfuerzo, de no rendirse y de seguir adelante con perseverancia, a pesar de las complicaciones.

5. **La luz**: La última etapa es la más dura, cuando la dificultad llega a su clímax. La tentación de abandonar el proceso se intensifica y la incomodidad parece insoportable. Para no desistir en esta espera, que se siente eterna, es indispensable la confianza absoluta en el proceso. Sin darte cuenta, llegará un momento mágico en el que el esfuerzo comenzará a dar frutos, aclarando todo y haciendo desaparecer la incomodidad y el dolor, alcanzando así la meta o el crecimiento anhelado.

-

La palabra «esfuerzo» deriva del latín *exfortis*. La raíz latina *ex* significa fuera de o hacia afuera, y *fortis* significa fuerte, valiente, poderoso o resistente. En conjunto, *exfortiare* evolucionó hacia esfuerzo en español con el significado de acción de hacer fuerza para alcanzar un objetivo (Corimas, 284).

Esfuerzo: fuerza efectiva contraria a la posible resistencia, destinada a vencer las dificultades y lograr un propósito. Actividad necesaria para crecer intencionalmente o alcanzar un objetivo.

El esfuerzo se representa mediante diferentes analogías: como la energía de un motor que nos impulsa en un camino de crecimiento o hacia un objetivo por alcanzar. Realizarlo suele, al inicio, tener un inconfundible sabor agridulce y producir una sensación incómoda y/o dolorosa. Ambas sensaciones son una manifestación del inicio del crecimiento o del acercamiento a una meta.

Esfuerzo:

F Felicidad

Si en mi clase todos hubiésemos sido pájaros, entonces ella hubiese sido el ave más libre, excéntrica, alegre y hermosa que jamás haya visto volar. Se llamaba Amal y fue una de mis maestras de vida. Respondía a la mayoría de mis preguntas con recomendaciones de viajes a libros. Había migrado a más países de los que podía contar con los dedos de sus manos; eso le daba un tinte exótico a su filosofía de vida y al contenido de sus clases. Era magnética. Su vasto conocimiento del mundo, del dolor y de los complejos mecanismos de la humanidad, la hacían volar resiliente, hiperexigente y feliz.

En cada clase nos enseñaba más sobre la vida que sobre dibujo técnico. Sus estrictos métodos, y la carga extrema de tareas para casa, nos convertían en un ejército de avecillas sobrevivientes. Ella sabía que, dentro del esfuerzo y la repetición de nuestros trazos chuecos, se escondía el potencial de elevar con alegría nuestras capacidades. Sin embargo, a pesar de mantener a la clase desvelada día tras día con deberes, su tono firme, humilde y animado nos hacía seguirle el juego y querer estar a su lado, contagiándonos de la felicidad que emanaban sus alas.

En ese punto, yo vivía mayormente rodeada de dos tipos de personas: los primeros, que sabían de la miseria humana y vivían sin máscaras para ocultarla, a quienes consideraba mis amigos íntimos porque, al igual que yo, eran veinteañeros semidepresivos luchándole a sus crisis existenciales. *No éramos felices, ni queríamos serlo.* Y los segundos eran mis allegados, seres que, a pesar de saber sobre la miseria humana, decidían vivir en la superficie, con una máscara de falsa felicidad puesta. Veía constantemente a este último grupo esforzarse por mantener inquebrantable su frágil superficialidad, por evadir cualquier tema que les hiciera mirarse las costuras, sus debilidades o atentara contra su «felicidad». Sin embargo, cuando los sorprendía fuera de sus poses, eran igual de depresivos, miserables e infelices que el resto. Como cuando conversé con Mariana, mientras lloraba derrumbada en el baño de una fiesta, después de que su novio se besara con su mejor amiga. Al final de la noche, la misma Mariana, versión enmascarada, posteaba una foto junto a su novio, ambos disfrazados de sonrisa bajo la frase *Happy Together.*

Durante mis veinte, veía la felicidad como una idea cliché y ultracursi. La asociaba con un contento fácil, con una pastilla o receta rápida que pintaba una sonrisa temporal y falsa en el rostro de quien la usaba. La veía como algo inútil, digno únicamente de los niños y los perros, y mantenía en mi subconsciente un discurso nihilista ante la vida: Consideraba los mensajes de la sociedad, enfocados en vender desde lo positivo o la felicidad, como bálsamos inútiles que ocultaban y anestesiaban lo depresivo y absurdo de la realidad —¡Qué pereza!—

Sin embargo, ese era el segundo año que tenía clases con Amal y hasta ahora no había un solo día en que no la percibiera genuinamente feliz. Claro: también comunicaba otras emociones, no era un pájaro robot, pero las convertía en hilos que poco a poco tejía como parte de su manto de felicidad. Como cuando se frustraba con Bruno después de que le preguntara por tercera vez dónde tenía que ubicar el punto de fuga en su dibujo de perspectiva. O como cuando recibió una llamada de emergencia de su hija durante la clase y se le derramaron un par de lágrimas con sabor a preocupación.

No estaba acostumbrada a ver a una persona feliz todo el tiempo y moría de curiosidad por explorar la felicidad de su cielo. Ahí algo andaba raro y me intrigaba averiguarlo. Hacía mis intentos más optimistas para descifrar a Amal en un plano más personal y quitarle la máscara, pero cuanto más me adentraba en su mundo, más fascinada me quedaba con su autenticidad.

Un día, antes de la entrega final, nos sorprendió a todos al invitarnos a cenar a su casa. Recibimos la invitación la tarde del jueves, mientras trabajábamos intensamente en el aula para terminar el proyecto que ella misma nos había dado para entregar al día siguiente.

—De seguro quiere que repruebe de nuevo —dijo James, un compañero caracterizado por su negatividad.

A mí me ganaba la curiosidad de conocer la casa de Amal. No me importaba perder tiempo de ejecución y arriesgarme a reprobar la clase con tal de conocer el misterioso nido de mi ave preferida. No había tiempo para dudas: la invitación nos daba la cantidad de minutos exacta para empacar y salir volando a su casa.

Llegué primera. Parqueé, mi bici amarilla, cerca de un ciprés viejo y caminé junto a un jazmín florido que perfumaba el camino de ingreso. Timbré, pero nadie me abrió. Noté que la puerta estaba abierta y entré. El sol de la tarde de primavera se filtraba por las ventanas e iluminaba sus decenas de plantas y tesoros provenientes de todos los países que había habitado. Las paredes estaban adornadas con cuadros de hermosos colores y fotos de ella compartiendo con familiares y amistades. En una pared a doble altura, que daba la bienvenida al área social, tenía colgada una colección de cientos de medallas. Al final, logré verla de espaldas. Estaba al fondo del pasillo, en la cocina, con un delantal de bandera italiana puesto, cantando a todo pulmón *Non, je ne regrette rien* de Édith Piaf, mientras mezclaba con un gran cucharón de madera una salsa marinara que olía a gloria. Antes de que pudiera saludarla, sintió mi presencia y se dio la vuelta para darme la bienvenida.

Al instante, escuché la bulla de mis compañeros entrando en bandada. En cuestión de segundos, Amal, con su impecable liderazgo, nos tenía a todos en silencio ayudando a terminar de cocinar y servir la cena. Logró que entráramos 15 en una mesa de 8. En la cena nos acompañó su familia: sus hijas de 9 y 20 años, y su esposo; todos lucían la misma felicidad que la caracterizaba a ella. Antes de empezar, su hija menor nos hizo cerrar los ojos para dar su oración de agradecimiento por la salud, la vida y la comida que estábamos a punto de compartir.

—Bienvenidos, chicos, a mi hogar. Que esta cena les llene de alegre energía para que logren terminar sus dibujos —brindó Amal de pie y levantando su copa.

Levantamos la nuestra, brindamos y comimos delicioso. Durante la comida se nos olvidó todo: la fatiga, las edades, las inseguridades y los problemas existenciales que nos atormentaban a la mayoría. La fiesta que vivían nuestras papilas gustativas era motivo de gozo común. Sonrisas y risas iban y venían. Lavamos los platos al son de *Calypso* de Harry Belafonte y, al terminar, Amal nos despidió a cada uno con un *shot* de expreso doble y una cariñosa palmadita en la espalda.

Fue una noche única. Tenía el estómago contento y mi corazón amaneció trabajando feliz. Mientras dibujábamos, mis compañeros hacían todo tipo de bromas, suposiciones y apuestas. Unos decían que seguro nos puso veneno en la comida; otros, que seguro era una conspiración para quitarnos el tiempo de trabajo y así, reprobarnos. Pero independientemente de lo que cada uno supusiera, nadie podía negar que esa noche todos estábamos trabajando con el estómago contento. Mientras repetía por quinta vez un dibujo de perspectiva de 2 puntos con Joe Arroyo alegrándome los oídos, no podía parar de sonreír en cada trazo.

Fue la primera ocasión en la que vi el amanecer acompañada de una auténtica sensación de felicidad.

Al día siguiente era mi última clase de ese año con Amal. Entregué mi trabajo completo y cuando volví al aula después del *break* vi una nota en una hoja doblada encima de mi escritorio. La parte de afuera decía mi nombre y adentro:

1984 West Church Street.

Compline, 8:00 p. m.

See you there tonight,

Amal

Después de leer la nota, me la llevé al pecho y cerré los ojos para atesorar en mi mente ese instante cargado de alegría.

*

Eran las 7:45 p. m. y yo me encontraba parqueando mi bicicleta en un poste fuera de la iglesia de ladrillo de clásica fachada gregoriana. A pesar de ser agnóstica en ese punto de mi vida, era tan fan de Amal que, a cualquier cosa que ella me hubiera invitado a rezarle, lo habría hecho sin dudarlo. Recordando el protocolo religioso de los domingos de misa de mi infancia, supe que esa noche debía lucir presentable. Hice una siesta en la tarde, me bañé, me perfumé y planché mi camisa blanca de seda. Peinadita y bien vestida, caminé con paso seguro al umbral de la iglesia. Miré nuevamente la nota de Amal y mi reloj, comprobando que no me hubiera equivocado de hora. Me pareció raro que el templo estuviera vacío, solo una silenciosa penumbra llenaba el ambiente.

Caminé hacia el único rayo de luz presente, una vela en el centro del altar, y me senté en la tercera fila a esperar. A los pocos minutos, varias personas entraron y se fueron acomodando en silencio. Uno a uno, se iban arrodillando y cerraban los ojos. En el instante en que la última persona se postró, la vela se apagó sumiéndonos en un soplo de oscuridad. Desde el segundo piso, un coro de ángeles empezó a entonar en latín las melodías más sobrecogedoras que jamás haya escuchado. Perdí la noción del tiempo, solo sentía cómo las vibraciones de la música no solo entraban por mis oídos, sino que se filtraban por mis poros y mis fosas nasales y me iban llenando de una energía inexplicable.

Segundos más tarde, el silencio se apoderó de la sala. Abrí los ojos y vi a un hombre vestido con túnica caminar con una vela hacia el centro del altar. Y, con tono calmado, sin introducciones, saludos ni preámbulos, empezó a hablar:

—*We often confuse the true meaning of happiness, separating it from its source, which is joy. Happiness shares the same etymological root as the word* happen *or* hap *which means happening, chance or fortune. As a result, happiness is often misinterpreted as something that requires a specific event to happen for us to feel it. However, it is time to move beyond this rigid concept and transcend the limitations of external circumstances. The concept of happiness should encompass a broader range of experiences that we cannot control. Regardless of the events occurring in and around us, we are always capable of finding joy within them, no matter what happens.*

«A menudo confundimos el verdadero significado de la felicidad, separándola de su origen, que es la alegría. La felicidad (*happiness*) comparte la misma raíz etimológica que la palabra *happen* o *hap*, que significa suceso, casualidad o fortuna. Como resultado, la felicidad a menudo se malinterpreta como algo que requiere que ocurra un evento específico para que podamos sentirla. Sin embargo, es hora de ir más allá de este concepto rígido y trascender las limitaciones de las circunstancias externas. El concepto de felicidad debería abarcar una gama más amplia de alegrías, sobre todo durante las experiencias cuyo resultado no podemos controlar. Independientemente de los eventos que ocurren dentro y alrededor de nosotros, siempre seremos capaces de encontrar alegría en ellos, sin importar lo que suceda».

Esa noche llegué a mi casa y me soñé zafando con alegría los nudos de una bola de hilo rojo entrelazado. Me soñé feliz.

*

La vi entrar por la puerta de vidrio de la cafetería. Amal lucía sus canas, sus arrugas y su abrigo rojo plumífero con un garbo divino, imponente, pero ligero. No cabía en mí de felicidad: una semana después de terminar las clases, había invitado a Amal a tomar un café y ella había aceptado. Era la primera vez que nos reuníamos en un plano fuera de lo académico.

Comencé expresándole mi agradecimiento por su presencia y por su invitación a la ceremonia religiosa de *Compline* (plenitud). Le confesé que, a pesar de ser agnóstica, la sublime experiencia de tener a 14 coristas iluminando con su voz mi interior, había sido algo mágico. Me contó que ella era una de las coristas y que lograr entrar al coro había sido uno de los retos más grandes de su vida. Me confesó también, con risas traviesas, que tampoco era del todo religiosa, pero que la música la hacía volar y la llenaba de paz y alegría.

Las 2 horas que duró nuestro encuentro se me pasaron volando. Viajamos por recuerdos de todas las tonalidades: amargos, dulces, fuertes y dolorosos. Su humor y carisma me hicieron sentir cómoda y ligera, permitiéndome saborear una nueva dimensión de mis cicatrices. El aire apacible de la conversación me hizo querer hablar de mis costuras y, con compasión, poco a poco quitarles el peso hasta el punto de reírme de algunas. Ella me compartió también las suyas: hacía 4 meses que había terminado la fase final de la quimioterapia de su hija de 9 años. Cada medalla en la pared de su casa había sido colgada por su hija y representaba las semanas de su batalla contra el cáncer. «Ese infeliz desgraciado que la atormentó por 3 años», me dijo.

Amal también me contó que este era su segundo matrimonio, que se casó muy joven y se divorció al poco tiempo, y que migrar a un matrimonio nuevo había sido complicadísimo ya que traía con ella a una hija de otro nido. Que muchas cosas le causaban ira, como la mediocridad de ciertos estudiantes o la impotencia ante la enfermedad de su hija. Sin embargo, la alegría era la actitud que le permitía alivianar sus alas ante lo que sea que le pasara. También había aprendido que el peso de sus cicatrices era dado por su mente y que, si lograba desprenderse de él, sus alas eran capaces de retomar su capacidad de volar independientemente del temporal.

En ese café pude apreciar de cerca sus bellas alas a pesar de la inmensa cantidad de cicatrices y llagas que tenían. Pude ver ciertas plumas rotas y supe que otras habían sido arrancadas. Pero sobre todo vi que todas esas heridas habían sanado. Su felicidad nacía de su honestidad, de honrar sus costuras y cicatrices, de saber sanar, querer seguir y de apreciar todo lo vivido… Se mostraba real, hermosamente imperfecta, tal y como era, capaz de elevarse sin importar los *malos* tiempos. Esa integridad, aprendida y consciente, era el feliz motor que la hacía volar.

Dos días después, vi un *post* de una foto de ella junto a su hija, ambas con sonrisa de oreja a oreja, subidas en un avión. Amal quería festejar la vida, enseñarle sobre el arte del *kintsugi* y mostrarle a su hija las calles donde vivió de joven. Ambas volaban a Japón el mismo día que yo incorporaba conscientemente el concepto de felicidad a mi *diccionario personal* y a mis propias alas.

*

Hija querida:

Integrar los hilos de todos los tonos, dolores, colores y emociones para tejer las alas de tu felicidad de manera genuina es un arte, pero hacerlo te permitirá mantenerte liviana, sana y con la alegría de volar a pesar del temporal.

Cuando terminé de escribir este relato, le escribí a Amal un mensaje agradeciéndole por ser la fuente de inspiración principal de este capítulo sobre la palabra *Felicidad*. A pesar de no haber tenido contacto con ella en varios años, me respondió al poco tiempo diciéndome que la llamase. Al hablar, le resumí brevemente el relato y le conté que me había dado un *break* de ejercer como arquitecta para dedicarme a la maternidad y a escribir este libro. Ella se alegró por ambas noticias, pero me sugirió que cambiase la historia, actualizando su actual estatus civil a soltera, pues se había divorciado hacía unos meses. Su noticia me tomó por sorpresa.

—Mantener *una unión es cosa de dos*. Y hay veces en que dos personas pueden no querer lo mismo —me dijo.

A pesar de la tristeza de su tono al hablarme de su separación, noté cómo su semblante se iba animando mientras me compartía la ilusión que le hacían los proyectos en los que estaba involucrada, y los viajes que había hecho recientemente. Finalmente, recuperó su alegría característica y se despidió diciéndome, entre risas:

—Por suerte, mantener *la felicidad propia no es cosa de dos*, de eso sí me sigo encargando yo.

La etimología de la palabra «felicidad» proviene del latín *felix* que significa afortunado y se utilizaba para describir a una persona que había tenido éxito o prosperidad en la vida (Corimas, 271). Al igual que el significado que nace de su etimología, una de las entradas de la Real Academia de la Lengua Española también asocia la idea de felicidad con un éxito utópico y superficial: «La ausencia de inconvenientes o tropiezos».

Felicidad: poderoso y dinámico estado de integridad y plenitud, en el que la mente aprende a aceptar e interpretar lo que nos ocurre de la forma que más nos beneficie y menos nos pese, para poder volar.

Felicidad:

G Ganar

Él era un ganador. Si hubiese existido un libro de personajes representados por verbos, el suyo habría sido el verbo *ganar*. Encarnaba el estereotipo del *ganador*: alto, delgado, bien vestido, inteligente, motivado, trabajador incansable con un garbo que inspiraba respeto. Todos a mi alrededor le llamaban *El Señor* y él se encargaba de ganarse todas las sílabas de su título reafirmando, con su imponente presencia, que él era a quien se referían.

Aprender a ganar, del ganador

Yo tenía tu edad, unos 7 añitos, cuando me convertí en su discípula y declaré al universo que quería ser como él. No sabía del sentido aspiracional de la palabra *ganador* en la sociedad, ni si mi aspiración estaba bien o mal, sino que, por instinto de supervivencia animal, tal vez, prefería la fuerza frente a la debilidad y, por ende, ser ganadora antes que perdedora.

Después de compartir tiempo con él, me metía a mi cuarto a repetir sus posturas, a anotar y memorizar sus respuestas. Cuando tenía oportunidad, practicaba mis nuevas destrezas con las personas a mi alrededor y procuraba ganar todas las peleas, decisiones o juegos. Cada vez que lograba que pusieran en el auto mi música preferida, mi hermana me llamaba caprichosa; yo, en cambio, me sentía *ganadora*. Procuraba adelantarme a mis amigas para elegir mi Barbie preferida, en la escuela les argumentaba a los profesores con tal de salirme con la mía, en la adolescencia elegía pelear y ganar todas las peleas, no importaba si valían o no la pena… Ignoraba que muchas de mis ganancias me hacían perder amigos o ganarme problemas.

Un día escuché a mi primo peleando con su pareja; él también era discípulo de El Señor y vivía para ganar. Sin importar quién ganó esa pelea, fue triste ver la cantidad de violencia y dolor que dos personas eran capaces de intercambiar por defender su postura de «ganadores». Poco a poco, me empezó a incomodar estar junto al tipo de personas que querían ganar a toda costa. Ganar protagonismo desde enfatizar sus logros y arrogancia, ganar presencia en cada conversación hasta convertirlas en su monólogo, ganar discusiones argumentando todo, lo habido y por haber, hasta que su competitividad extrema destruía la paz del ambiente…

Al llegar a la adolescencia, empecé a evitar el contacto con El Señor: se me hacía imposible conversar con una persona cuya finalidad era siempre tener la razón. Aunque admiraba su espíritu ganador, también me entristecía y avergonzaba su trato hacia los demás, a quienes consideraba perdedores. Los miraba por encima del hombro, como si sus ínfulas de superioridad, o de sentirse ganador, lo hicieran mejor.

Porque, ¿qué significaba ser ganador? Obvio: ganar en todo, ocupar la punta de la pirámide de depredadores; ganar dinero y recursos, proveer de manera infalible para su familia… Pero también implicaba adquirir más cosas de las que realmente se necesitan, ganar todos los argumentos (los necesarios y los absurdos), buscar la manera de tener *siempre* la razón; gritar más alto que nadie, ganar todas las peleas (sean justas o no), golpear sin parar hasta que sea evidente que su rival es «el perdedor». En el ámbito de los negocios, era admirable: siempre buscaba la manera de derrotar a sus competidores, de superar los límites en ventas, ganar en presencia e intimidar con su apariencia de «el más fuerte». Todo en su vida era cazar, conquistar, superar a otros, conseguir lo que quería. Ganar o ganar… de cualquier manera. Incluso si para ello tenía que lastimar o engañar, lo que fuera con tal de no ceder o perder…

Con el tiempo, la admiración por mi héroe se fue diluyendo. Empecé a ver al perdedor que se quedaba triste luego de que él se levantara enfurecido tras ganarle un argumento. Comencé a valorar la fuerza de voluntad de la pareja del Señor, por vencer constantemente a la tentación de involucrarse en las discusiones con él y preferir evitar la pelea. Reconocí que, muchas veces, era más difícil morderme la lengua y callar, en lugar de involucrarme en peleas donde ganar era inútil. ¿Era posible ganar sin que alguien se sintiera perdedor? ¿Se podía ambicionar un ganar-ganar?

Aprender a ganar, ganando

Sin embargo, avanzando hacia el inicio de mi vida adulta, a pesar de estar un poco más consciente de la idealización del concepto de ganar, seguía viéndolo como algo bueno y deseable: ganarle a la pereza para estudiar con determinación a diario hizo que lograse graduarme con honores; ganarle a la tentación de no comer más de lo que mi cuerpo necesitaba hizo que mantuviera un peso saludable; y ganarle a la comodidad de no querer dejar mi hogar hizo que me esforzara y lograra independizarme a temprana edad.

Luego, en el ámbito laboral, tener como cualidad, el sentirme ganadora, me llenaba de orgullo y de placer: ganar clientes, ganar dinero, ganar experiencia, ganar prestigio, ganarme el miedo de mis colaboradores para que ejecutaran mis órdenes y ser capaz de ganarme la vida con mi profesión.

El entorno en el que me inicié profesionalmente era caótico, lo que me obligó a desarrollar una mentalidad de «ganadora». Ejercer como arquitecta constructora en el Guayaquil del 2010 era probarse como *ganadora* o *perdedora*: la ciudad estaba gobernada por la corrupción, la *viveza criolla*, el machismo y la ley del más fuerte.

Acontecieron varios intentos de robo, los cuales no se concretaron gracias a mi determinación por no querer perder. Pero una mañana, mientras fundíamos la losa del segundo piso del edificio que estaba construyendo, vino un carro del municipio y, sin preguntas ni permisos, me extendió un papel que decía que, a partir de ese momento, la obra quedaba clausurada y teníamos 20 minutos para suspender las actividades y salir de ella. Sentí como bombas de sangre hirviendo explotando en mi cabeza. ¡Era una locura! No solo no alcanzaríamos a terminar de fundir la losa en ese tiempo, sino que perderíamos el orden de cemento, ya pagada.

—Señor, ¡deténgase! —le dije dejando estallar mi enojo.

—Mil disculpas, señorita —me dijo el trabajador con tono avergonzado—. No puedo. Yo solo cumplo órdenes. En el papel explica todo. Tómelo y cualquier duda vaya a preguntar a las oficinas del director zonal en el municipio.

Estampó un cartel de castrantes letras rojas en la puerta de la obra. Sin despedirse, abordó el auto municipal y se marchó.

Mi cuerpo se fraguó de ira. Respirando con dificultad, tomé un taxi rumbo al municipio. Leí el papel a detalle y una vez allí, intuí de qué iba el asunto… ¡Maldita corrupción!

Resulta que, si bien yo tenía todos mis permisos en regla, en uno de los últimos documentos, en letra chiquita, decía que había que renovar un permiso en la empresa de luz para que las autorizaciones no expiraran. El *modus operandi* de la red de corrupción confiaba en que a la mayoría de los constructores les ganaba la pereza de leer la letra chiquita y, por ende, no actualizarían el permiso. Así el director zonal clausuraba la obra y, por una módica coima de 500 $, daba una «segunda oportunidad» a los perjudicados para levantarles inmediatamente la clausura y darles 24 horas para enviar el documento.

Sin embargo, el día que recibí la primera notificación, yo sí le gané a la pereza y leí las 2 páginas de letra chiquita y tenía pruebas de haber enviado el email de renovación a tiempo. Así que decidí que lucharía hasta las últimas consecuencias por ganar esa batalla.

En el municipio, hablé con quien pude pidiendo ayuda para enmendar la injusticia: el guardia, la secretaria, el mensajero y el asistente del director zonal. Nadie me dio explicaciones. Me senté un momento a recuperar fuerzas en la sala de espera que era parte de las oficinas, y un señor mayor, calvo y encorbatado, me dijo con un simpático acento costeño:

—Señorita, la he escuchado luchando toda la mañana. No gaste saliva: a diario vienen varios constructores peleando inútilmente por lo mismo. Mejor pague lo que le piden y ahórrese tiempo y problemas. Si espera resolverlo de otra manera, pondrán su trámite al final de esa torre de carpetas y probablemente pasen muchas semanas sin que pueda retomar la obra. El municipio nunca pierde.

Sentí que sus palabras me quemaban por dentro.

—Yo no voy a perder.

Agradecí brevemente las palabras del señor y tomé otro taxi rumbo a la empresa eléctrica. Allí nuevamente hablé con el guardia, la secretaria, el mensajero y con el asistente del director explicándole mi situación. Todos me ignoraron hasta que un señor muy bien vestido salió de una oficina. Desconociendo su cargo, lo confronté:

—Señor, ¿es usted el director?

—Sí —respondió apurado—, pero necesita hacer una cita si quiere reunirse conmigo.

—Lo siento, pero esto es una emergencia —le dije con tono firme y alto—. Voy a denunciar a su entidad y al municipio por actuar en un complot de corrupción para clausurar obras injustamente. Aquí tengo la prueba de que envié el email a su institución a tiempo para renovar mi permiso; sin embargo, hoy me clausuraron la obra. Si no me ayuda, le juro por mi madre que en este instante armo tal escándalo, que se va a enterar hasta el último canal de televisión.

Asustado por mi fuerza y determinación, cambió su actitud esquiva a una más proactiva.

—Lamento su situación, señorita, seguro es una confusión. Siga a la sala de espera y ya me comunicaré con mi secretaria para resolver su situación cuanto antes.

Esperé 2 horas en la sala, mirando el reloj inútilmente cada 15 minutos. De tanta adrenalina, me había olvidado de almorzar y el sonido de mis tripas empezaba a manifestarse.

—Arquitecta Eva Sánchez —me llamó la secretaria—. Aquí tiene. El ingeniero Pozo me dijo que lleve este documento al director zonal del municipio para que le ayuden levantando la clausura.

Tomé el documento agradeciendo entre dientes. Estaba fúrica. «Ahora resulta que me están haciendo un favor, miserables corruptos», pensaba en el taxi.

Cuando le entregué el documento a la secretaria del director municipal, me miró y me dijo sonriendo con hipocresía:

—Me hubiera dicho que su padrino es el ingeniero Pozo.

Conteniendo la rabia que le quería expulsar en ese instante, opté por virarle la cara, comunicándole así todo mi enojo.

La siguiente mañana, llegué a la obra y el letrero de clausurado había desaparecido. A pesar de haber *perdido* el concreto del día anterior, me sentí *ganadora*.

Aprender a ganar, perdiendo, evitando, eligiendo las batallas

Cuando sentí el frío del metal ahorcarme ambas muñecas, supe que era el momento de aprender a perder de verdad.

Tuve que pedir ayuda al policía para subirme al asiento trasero del auto, ya que mis manos esposadas eran ahora inservibles. En los asientos delanteros estaban ellos vestidos de «bien», «orden» y «seguridad». Con caras impávidas, escuchaban por la radio reportes de otros arrestos en la ciudad, sin mostrar el más mínimo asombro; estaban acostumbrados a ser los buenos de la película y no solían ponerse a pensar en las vidas paralelas que se desmoronaban con cada arresto.

Veía por la ventana a la ciudad libre alejarse y poco a poco la sensación de náusea me invadió. Náusea ante el sistema de justicia, ante la crueldad de las personas, la impotencia y, en especial, ante mí misma.

Mientras avanzaba hacia el centro de retención, repetía en mi mente la pregunta: ¿cómo dejé que esto me pasara?

Entonces, pensé en mi madre: a ella jamás le habría pasado algo como eso. Ella sí sabía elegir sus batallas, ella sí sabía perder. Probablemente habría cedido. En el momento que veía conflicto, se apartaba. Hasta ese momento pensaba que eran actos de cobardía; sin embargo, ahora entendía que eran actos de valentía, pero no hacia el otro, sino hacia ella misma: enfrentaba a su ego y, abrazándole, lo sacaba de la pelea, *pues no se pelea por algo que no se ha perdido*. Y así ella mantenía su paz y su ego íntegros.

La recordaba siempre calladita y de apariencia sumisa. Su astucia era silenciosa y, sin ejercer más fuerza que su propia voluntad, era más fuerte que todos. Aparentemente, perdía las batallas, muchas veces por ni siquiera pelearlas. Pero eso la hacía ganar una paz que irradiaba a los que le rodeábamos, desde lo más profundo de su ser.

Me preguntaba cómo siempre tenía una palabra generosa para los que le rodeábamos, cómo, a pesar de perder a veces la paciencia con mi papá, jamás perdía su contención para decidir no entrar a las peleas. Me repetía desde pequeña: «Para una pelea se necesitan dos, así que no cuenten conmigo». Con tristeza, entendí que, hasta ese día de la riña en el estacionamiento, no había conseguido asimilar la importancia de esa frase… ¡Ay, cuántos problemas y peleas me habría ahorrado!

Cuando entré al centro de retención, me quitaron todas mis pertenencias; sentí que también se llevaban mi condición de ser humano. Me revisaron, desnuda, lugares que jamás habían visto el sol, mientras las lágrimas bajaban por mi piel helada.

Todos estábamos allí sin distinción de grado de crimen, pero la razón era la misma: no saber ceder, soltar, flexibilizar, abandonar, dejar… No saber perder. Al mirar a los ojos a los demás detenidos, iba imaginando las historias que los habían llevado allí esa mañana de sábado en la que, en lugar de estar aprovechando el día, estábamos encerrados entre esas 4 paredes perdiendo nuestro tiempo, nuestras horas, nuestra vida.

*

A Rick, un joven de 27 años, rubio, delgado y de tez rosada, *le vencieron* las ganas de continuar la fiesta en la playa: sus impulsos y su sed de excesos no supieron perder ante su templanza. Lo arrestaron cuando aún estaba medio inconsciente, tirado en la arena, embriagado de terquedad y acompañado de 2 botellas de tequila vacías.

A Janet, una mujer de 33 años, voluminosa, con trenzas anaranjadas y uñas postizas muy largas, le dominó la necesidad de proveer para su familia y en el proceso de ingeniarse la manera de obtener dinero, *le ganó* el instinto de querer lograrlo de manera rápida. La arrestaron, llena de adrenalina, cuando un policía, fuera de una discoteca, se acercó a su auto haciéndose pasar por consumidor y ella le vendió 10 gramos de cocaína.

A Pedro, un hombre de 46 años, de cabello negro y tez morena, *le rebasó* el deseo de sentirse superior a su esposa: su machismo y soberbia no supieron perder ante su integridad. Lo arrestaron en su casa antes de darle el golpe final a su esposa, poseído por la ira. Su hija lo había denunciado mientras veía a su madre ser víctima del terrible acto.

A Adele, una joven de 22 años, corpulenta, con largo cabello rizado, *le ganaron* las ganas de poseer una joya de un almacén: su vanidad y ambición no supieron perder ante su honradez. La arrestaron, colmada de vanidad, a la salida de la joyería con el anillo robado dentro de la manga y cara de *yo no fui*.

A Eva, una mujer de 38 años, delgada, pequeña y de piel mestiza, *le venció* la soberbia de luchar todas las batallas y querer ganar siempre: su ego e ira no supieron perder ante su contención. La arrestaron, dominada por la rabia, en un estacionamiento mientras mantenía una discusión acalorada por un espacio. En medio de la riña, su rival, quien afirmaba que también tenía la razón, se bajó del auto y se paró frente al de Eva, apoyando su pecho contra el capó para impedir que ella se parqueara en el lugar, retándola a perder, algo que Eva aún no dominaba. Se mantuvo en una lucha verbal, dejando estallar su ira.

Pero, lastimosamente, Eva se dio por vencida muy tarde…

Cuando iba a meter reversa, la compañera de la rival interpretó que, al prender el carro, ella buscaba atropellar a su amiga, así que llamó a la policía. Eva era nueva en la ciudad y desconocía cómo funcionaban las leyes norteamericanas. De donde ella provenía, era normal obrar aplicando la única ley de supervivencia que conocía: *la ley del más fuerte*. En este nuevo hábitat, las leyes eran distintas. El policía la arrestó por intento de agresión y se la llevó detenida hasta probar su no inocente inocencia. A pesar de que Eva intentó retractarse por lo ocurrido y ceder el espacio, lo había hecho muy tarde; no bastaba con saber ceder, sino que era indispensable hacerlo a tiempo.

*

Sentada a la espera de alguna señal que me devolviera la vida, veía el tiempo pasar mientras pensaba que mi futuro se había acabado. Sufría, lamiéndome las heridas como un animal que ha sido cruelmente derrotado por uno más grande y fuerte. Pensaba en lo estúpida que había sido al poner en esa situación a mi familia. ¿Cómo no pensé en todo lo que perdía por intentar ganar? ¿Cómo no supe perder, ceder, soltar a tiempo? Hasta ese momento, jamás había considerado lo preciada que era la libertad, ya que, al perderla, abandonaba todo lo que amaba; se anulaba todo. A partir de ese instante, estaría dispuesta a perder TODO con tal de nunca volver a perder <u>mi libertad ni mi paz.</u>

Después de malgastar varios miles de dólares y varias noches de insomnio en el proceso de probar mi inocencia, puedo decir que gané. Gané una cicatriz en mi impoluto expediente, ya que, a pesar de ser exonerada, la acusación jamás se borraría del mismo. Y también gané… *el aprendizaje de saber perder y ceder a tiempo.*

*

Entonces, mi querida Clara, me preguntarás:
—Mami, ¿qué es esto de ganar o perder?

Y créeme, entiendo tu confusión, ya que la mayor parte de mi vida viví sumergida en ella… Experimenté esta palabra ignorando su alma paradójica, de modo que su valor no existía desde la inevitable simbiosis con su antítesis, el *perder*. Crecí con conceptos rígidos, decretando que el perder estaba «mal» y el ganar estaba «bien». Entonces, me limité a vivir desde mi voluntad de pelear todas las batallas e intentar ganar a toda costa sin tomar en cuenta que:

- El querer ganar siempre hacía que me involucrara en luchas donde a veces era más lo que perdía que lo que ganaba.
- Al ganar, paralelamente, siempre perdía algo, aunque no necesariamente algo malo.
- Perder, o evitar una pelea, podía ser también una forma de ganar…

Entonces: ¿Es mejor querer ganar o querer perder…?
Respuesta: *Depende.*

Amor mío, no estaré físicamente contigo cuando tengas que tomar las decisiones más difíciles de tu vida. Sin embargo, espero que la luz de estas reflexiones, así sean en forma de pensamiento, te acompañen. Lucha por ganar con el mismo orgullo y energía con los que eliges perder, siendo consciente de aquello que cedes o conquistas en el proceso.

No confundas el rival, ya que muchas veces será a ti a quien tengas que vencer para conquistar. Por ejemplo, para pasar ese examen de matemáticas que tanto te cuesta, tendrás que ganarle a la pereza de practicar a diario; para lograr tocar las canciones del recital, tendrás que perder el miedo a equivocarte y dominar a la persistencia. *Gánale a todo lo que te haga mejor y te convenga: a tu pereza, a tu soberbia, a tu ego, a las luchas que creas justas, a tus propias limitaciones.*

Pierde sin apegos ante lo que no te convenga: el rencor, la soberbia, la codicia, la ira. Deja ir a lo que no te sume, a las personas que no te valoren. Respecto a las peleas: cede, no traerán nada bueno. Así las ganes, muchas no valen la pena. Y ese espacio vacío se convertirá en espacio para nuevas experiencias, nuevas amistades, nuevas emociones que te *nutrirán* y te permitirán seguir creciendo y floreciendo.

Te equivocarás (como yo aún lo sigo haciendo) incontables veces, pero tranquila: la mayoría de las cosas son recuperables, tan solo cuida a las personas cuyo cariño te has ganado y procura no perder en el proceso ni tu paz ni tu libertad.

Con respecto a El Señor, te cuento que sigo siendo su fan. Entendí que son más cosas las que amo de él que las que no me gustan. Considerando como cierta la premisa de que *uno no busca lo que no se le ha perdido,* ¿qué será lo que El Señor perdió que lo llevó a avivar en su ser esa llama que lo impulsaba a querer encontrarse ganador siempre?

Ahora, con sus tantas décadas encima, su cuerpo ya no es el de antes, su cabello ha perdido el color y la piel de su rostro ha cedido ante la gravedad, lo que me inspira una ternura y un amor infinito. Noto que cada vez le cuesta más ganar: ganarle al olvido de sus ideas, ganarme en nuestros juegos de mesa y, en especial, ganarle a los malestares que atentan contra su salud. Ahora daría lo que fuera porque no envejeciera más y lograra vencer sus enfermedades con la misma fuerza con la que siempre lo vi ganar. Pero esa es otra historia…

-

La palabra «ganar» tiene distintos orígenes. Según su origen gótico, *gāar* significa codiciar; según su origen germánico, *waidanjan* significa cosechar, y por eso su derivado, ganado o ganancia, adquiere sentido (Monlau, 284; Corimas, 290). En el latín, *ganāre* se utilizó para referirse a la idea de obtener o adquirir.

La palabra «perder», del latín *perdere*, que proviene del primitivo *dare*, significa dar totalmente (Corimas, 451). Con el tiempo, el significado de este término se alejó de su significación primitiva y pasó a ser: poner una cosa o un objeto en mal estado, destruirlo, inutilizarlo, arruinarlo, pervertirlo, corromperlo (Monlau, 370). En español también pasó a representar dejar de tener algo que se poseía, empeorar, fracasar o *no ganar*.

Ganar: elegir luchar, mejorar, aprovechar y conquistar para conseguir algo conveniente. Por ende, es estar consciente de lo que se *pierde* si no se realiza la acción. Dependiendo del contexto, ganar (algo provechoso) a veces puede implicar perder o ceder.

Perder: ceder, dejar, soltar, abandonar, flexibilizar, tolerar o dejar ir algo inconveniente, independientemente del contexto. *Perder* siempre es una forma de dar. Muchas veces, es *darse* a uno mismo la experiencia y el aprendizaje. De manera beneficiosa, *perder* también es comprender lo que se gana si se evita una acción.

Ganar:

____

____

____

____

____

Perder:

____

____

____

____

____

H Hogar

I

Se empezó a tejer de a poquito,
igual que tú, igual que yo.
Y sin saber lo que estábamos tejiendo
él y yo fuimos haciéndolo funcionar.

Las primeras puntadas fueron hilos de cosas
que entretejieron su practicidad:
ya se podía ahí dormir, cocinar e incluso trabajar…
Entonces adquirió forma de casa, pero aún no de hogar.

Con el tiempo fue mutando,
cada vez se volvió más acogedor,
se quedaron: mi colección de postales
y su robot multicolor.

La música también entró en negociación:
ningún ritmo se pudo eliminar,
al *indie* le tocó aprender a bailar *salsa*
y a la *electrónica* a bailar *merengue* con el *rock*.

**Quizás porque a mí me faltaba lo que él tenía,
quizás porque yo tenía lo que él, solo, no se podía dar.
Quizás porque en este tejido afloraba
nuestra innata voluntad de amar.**

El alivio que intercambiábamos,
la contención que ese espacio nos lograba dar,
hizo que ese lugar *funcional*
se volviera destino *intencional.*

Y así fue como un día, ese espacio dejó de ser *El Lugar,*
donde solo íbamos a producir o trabajar,
para convertirse en un tejido invisible
donde simplemente queríamos *estar.*

Descubrimos nuevas recetas
para el alma y el apetito alimentar.
Fuimos atesorando momentos
de juntos poder *ser* y *estar.*

Se volvió el espacio donde todas las máscaras se podían fusionar,
el lugar donde bajar la guardia,
gestar la magia y poder lavar el disfraz.
El rincón donde el error se muestra y los trucos se pueden
practicar...

II

Con tu llegada, este tejido, nido de colores se volvió.
A la negociada variedad musical también llanto se le incorporó.
Mas con cariño y caricias pudimos lograr
a todos los ritmos armonizar.

Tiempos duros también nos visitaron,
estaciones de fuerte temporal.
Lágrimas y conflictos mancharon de dolor el telar...

pero éste se hizo fuerte y no se dejó arrancar.
Notamos un patrón,
para su magia recuperar:
sobrellevar los malos tiempos
sin demorarnos en perdonar

Así, este espacio nos obligó a transmutar,
pues si bajo su techo queríamos seguir tejiéndonos
en hilos flexibles
nos debíamos transformar.

Las peleas se volvieron práctica de negociar,
bajo la premisa de siempre *ganar* y *ganar*.
Se valió aburrirse, decir que no, se valió soñar;
estar enojados poco tiempo, pedir, llorar y a veces hasta gritar.

III

Tu crecimiento en este espacio
otra cosa también cambió…
Cocinar pasó de ser un simple *hobby*
a volverse la más importante misión.

La cocina se volvió centro de mando y núcleo de este hogar:
ahí aprendí a cocinar lo alegre, mágico y salado;
y a lo triste, frustrante y cansado, aprendí también a endulzar.
Comer juntos se volvió más que solo podernos sustentar.

Al igual que del horno provenían caricias en forma de alimento,
ese abrigo también lo aprendimos a emanar
para cobijar las debilidades y las dudas,
iluminando temores al andar.

Nuestro hogar se transformó en abrazo,
en la sensación de despertar en paz.
Se convirtió en la dimensión física
de nuestra seguridad.

IV

Un verano se volvió nómada y pensamos que lo íbamos a arrancar;
él, flexible, se mudó con nosotros
y aun sin país, religión, ni lugar
notó que ~~tejiéndolo~~ tejiéndonos juntos, nada le podía faltar.

Se afirmó en su libertad de ser y hacer, de unir, de poder, de juntar.
Siguió siendo cuna de abrazos, de tardes de pelis y apapachos,
de intentos de ordenar el caos
o a veces de solo querer disfrutar.

Aquí no se juzga desde lo que no hay,
se mira el vaso medio lleno o se busca agua para llenar.
Aquí son orgullo *la compasión*,
la humildad, la iniciativa y la aceptación.

V

Pasa, la mesa está servida, eres siempre bienvenida en este tu hogar;
pero no te ofendas si procuro con límites flexibles,
darle a todo un lugar: Legos, muñecas, familiares y amigos,
frustraciones, ilusiones y necesidad de soledad.

Este espacio es de naturaleza tan generosa,
y es tan tuyo como de todos los que lo logramos conformar,
que incluso nos permite llevarlo dentro para acompañarnos en la
aventura y aun así querer retornar.

*

Querida Clara,

Y siendo la terminación de tantas acciones, de infinidad de verbos
que aquí son libres de poderse conjugar...
¿no será que a este sustantivo también la cualidad de verbo le
podemos dar?

Pues *hogar* sucede al accionar el abrazo,
al refugiar, al contener, al ser,
al crecer, al envejecer...
al aceptar y al amar.

-

La etimología de la palabra «hogar» tiene su origen en el latín *focus* que originalmente se refería al lugar donde se encendía el fuego en las casas antiguas (hoguera). Por lo tanto, está relacionado con la idea de la cocción de alimentos y el calor. Con el tiempo, su significado se amplió para incluir el concepto de un lugar físico donde vive una familia (Corimas, 283).

Hogar: cuna de abrazos espontáneos y dimensión física de la seguridad. Un espacio que se construye a diario por varios seres flexibles que entrelazan sus vidas y comparten una innata voluntad de bienestar. Sucede al accionar, en un mismo lugar: la calidez, la contención, el ser, el crecer, el envejecer, la aceptación, el perdón y el amar.

Hogar:

____

____

____

____

____

____

I Inteligencia

Primer Hito - Empírico: Entendiendo el concepto de «inteligencia» desde su aplicación práctica

Nunca olvidaré el día que empezamos a descubrir juntas la luz de esta palabra, tanto así, que su entendimiento fue una de las razones que más influyó para decidirme a escribir este libro.

Las tardes de vuelta de la escuela caminando a casa eran tu escenario preferido para manifestarme tu innata curiosidad a través de tus miles de preguntas, propias de una niña de 7 años.

—Mami, ¿qué es inteligencia? —me preguntaste mientras abrazabas con tu manita mi mano al cruzar un paso cebra.

Me inquietó darme cuenta de que, a pesar de ser una palabra que usaba con frecuencia, no tenía asimilado su significado, con suficiente claridad, como para responderte de inmediato.

—Pues, no ser tontos—respondí de manera automática. Pero me quedé igual de confundida que tú. Intuía lo que era inteligencia, pero más aún creía saber lo que *no* era inteligencia: incapacidad, estupidez, ignorancia.

—Mi amor, dame unos minutos para investigar su definición y te la explico luego —te dije a pocos metros de llegar a casa—. Es una palabra muy importante y quiero aclarar mi definición para explicártela mejor.

Llegando, me puse a buscar definiciones. Primero consulté en el diccionario de la RAE y conecté con su segunda entrada: *2. f. Capacidad de resolver problemas.* Luego averigüé su etimología y encontré nuevas pistas que complementaban mi hallazgo inicial. Después de cenar te compartí mi primera definición personal de la palabra:

Inteligencia: capacidad de entender un problema y lograr materializar su solución al resolverlo o evitarlo. Opera como un superpoder desde tu capacidad de decisión.

Me miraste con carita de asombro y me dijiste que te encantó lo de *superpoder*. Entonces, te sugerí que aplicaras este superpoder preguntándote: ¿cuál es el problema que estás resolviendo?, ¿cómo puedes resolverlo o evitarlo?, ¿qué decisión tienes que tomar para lograrlo?

Al día siguiente, empezaste a hacer pruebas aplicando tu entendimiento de la palabra en cosas sencillas. Por ejemplo, esa tarde que vinieron a jugar tus vecinos y el más chiquito te arranchó tu pelota azul preferida, vi tu carita de querer arranchársela de vuelta. Te miré y te pregunté en voz bajita:

—¿Qué es lo más *inteligente* que puedes hacer?

Me miraste y vi que, en lugar de arranchársela, le llamaste la atención para que quisiera jugar con una pelota distinta al otro lado del cuarto. Cuando lo viste entretenido, corriste a tomar la bola azul que tanto querías. Me miraste y me dijiste:

—¿Viste qué inteligente soy?

Era la primera vez que el *playdate* no terminaba en una lucha campal de berrinches. Descifraste que tu problema era que ambos querían lo mismo. Con arrancharle la bola azul, lo único que ibas a ganar era una pelea y eso no era lo que buscabas, así que evitaste la pelea y resolviste tu verdadero problema desviando su atención. Parecía una solución simple, pero sé que para ti (y para mí) significó mucho.

También resolviste con inteligencia el problema de empaparte durante cada comida, siendo consciente de colocar el vaso hacia el centro de la mesa y no al filo para evitar derramarlo –aunque te sigue pasando a veces :) –. Así, fuiste poco a poco entendiendo que la ausencia de algunos «problemas», como las peleas con el vecino o derramar el agua, no eran producto de la suerte o la casualidad, sino del uso consciente del superpoder de tu mente llamado inteligencia. El día que preguntaste qué es inteligencia, confirmé una vez más el poder de las palabras. Darte una definición fue como codificar un programa, ponerte un *prompt* que generaba una acción.

Pensé sobre cuándo había sido mi primer acercamiento al significado de la palabra inteligencia: había sido en mi hogar. A tu edad sabía que mis padres poseían marcadas inteligencias y que tenían la capacidad de resolver/evitar problemas para lograr sus propósitos en distintas áreas: mi padre era un «superdotado» en los negocios, y mi madre era una «superdotada» en inteligencia emocional; ambos respondían con éxito, desde sus inteligencias, a la pregunta que se habían planteado. Mi padre: ¿Cómo proveo la mayor cantidad para mi familia? Y mi madre: ¿Cómo mantengo a mi familia unida? Entonces, mi primera aspiración fue buscar de manera persistente la respuesta a: ¿Cómo logro también ser inteligente?

En la adolescencia, mi aspiración por adquirir *inteligencia* se vio opacada por mi necesidad de supervivencia. En el Ecuador de los 90, buscar o demostrar inteligencia académica en clase era considerado poco *cool* y, por ende, contraproducente para la necesidad de aprobación propia de la edad. Esa notoriedad se ganaba a través de destacar en los deportes, la belleza física o hacer *bullying*.

Sin embargo, aunque con perfil bajo, mantuve viva mi genuina aspiración por conquistar la inteligencia. Procuré rodearme de gente a la que consideraba inteligente para aprender de ellos lo que más pudiera de sus inteligencias específicas: la emocional, la matemática, la lingüística, la espacial, la intrapersonal, la corporal, la artística, la naturalista, la musical, etcétera. Sin embargo, notaba que la mayoría eran inteligentes en algunas áreas, pero en otras no. Esto hacía que vivieran consecuencias inconvenientes que perjudicaban su calidad de vida en general: intelectuales con profunda ignorancia emocional, personas que habían desarrollado su máximo potencial, pero a costa de lastimar a personas a su alrededor, y profesionales exitosos con hijos abandonados. Por eso había veces que no sabía si llamarlos inteligentes o tontos, pues a pesar de poseer habilidades en ciertas áreas, ignoraban otras esenciales de su naturaleza humana.

Por mi parte, también vivía golpeándome repetidamente contra las consecuencias de ignorar, o decidir ignorar, algunas cosas, a pesar de sentirme inteligente para otras. Por ejemplo, cuando empecé a estudiar filosofía en la universidad, hice lo que pude por leer y absorber la mayor cantidad de conocimiento en el menor tiempo posible, lo que implicaba no salir de mi habitación por meses para leer cuanto Nietzsche y Foucault pudiera. Un día, mi hermana me hizo caer en la cuenta de lo estúpido que era perderme a mi familia en Navidad y dejar de compartir con mis sobrinas, aún pequeñas, por intentar nutrir mi intelecto de manera ermitaña. O sea: aumentar mi inteligencia académica estaba resultando en separación familiar. Entonces, por más que lograba mi finalidad, el fin mismo causaba insatisfacción en otras áreas de mi vida. Intuí que algo no andaba bien, pues consideraba torpe trabajar por algo que a la larga me perjudicaba a mí o a mis allegados.

En ese punto, mi exploración cambió de buscar inteligencias a encontrar una «inteligencia» integrada, una que no fuera parcial ni específica y que no se viera anulada por mi ignorancia de otros aspectos de mi propia naturaleza. Conocer a Amal marcó ese hallazgo en mi vida, ella era distinta: su capacidad de entrelazar todas sus emociones para alcanzar plenitud era replicada en su capacidad de integrar sus distintas inteligencias. No solo era capaz de combinar sus habilidades intelectuales para lograr su máximo potencial, sino que mantenía su conciencia en armonía con el resto de las personas que llegaban a su vida. A esto lo llamé, al fin, *La Inteligencia*.

No era un don; era una búsqueda constante que nacía de su curiosidad, crecía gracias a su capacidad de decisión y se alimentaba de su sencillez. Esta Inteligencia venía de no conformarse con cualquier creencia subjetiva, de explorar respuestas que nacieran del conocimiento de leyes universales y se alinearan con su bienestar holístico. También era una virtud que se cultivaba desde su conciencia, desde el respeto a quienes le rodeábamos; se nutría de una humildad que le permitía mejorar continuamente y acceder a mares de conocimiento y sabiduría infinitos.

Segundo Hito - Intelectual: Entender el concepto de inteligencia desde sus antónimos y su etimología

- A la falta de inteligencia se la llama «estupidez». Proviene del latín *stupidus*, que significa insensible, y se refería a la falta de sensibilidad o de capacidad para percibir o entender algo.

- Al incapaz para comprender de manera adecuada también se le conoce como «imbécil», que viene del latín *baculus* y significa bastón: «el imbécil es el que necesita bastón para caminar» (Savater, 71). Pero no por incapacidad física, sino porque quiere. Cojea porque decide ignorar la fuerza de su libertad para caminar de manera autónoma.

- Al estúpido o imbécil también se le llama ignorante, palabra que proviene del latín *ignorans* y significa no saber o no conocer. El ignorante es alguien que carece de conocimiento o entendimiento sobre un tema específico o general.

Muchas veces escucharás estos adjetivos para calificar ciertos comportamientos de personas; sin embargo, pocas veces (o ninguna) lo escucharás para describir a animales. ¿Intuyes por qué?

Vemos común que un perro ladre a las llantas en movimiento de un auto como respuesta a sus instintos (de ataque ante algo amenazante, de caza, lúdico, protector o de alerta). Pero si vemos a un humano gritar a las llantas de un auto, probablemente lo consideraremos tonto, ignorante o carente de inteligencia. La principal diferencia es que la libertad de los animales no es independiente de sus instintos y, por lo tanto, si un perro ladra a un auto, o si la picadura de un mosquito es letal, no les podemos calificar de ignorantes por no entender el concepto de movimiento giratorio o de respeto a la vida: nos limitamos a aceptarlos, ya que no son libres de actuar de otra forma que no sea la instintiva o la condicionada.

No obstante, sí podemos elogiar la «inteligencia» de distintos animales. Lo hacemos al reconocer sus capacidades para resolver problemas o lograr objetivos particulares acorde a sus instintos, naturaleza y/o necesidades. Por ejemplo: la de los chimpancés, demostrada al utilizar herramientas como piedras para romper nueces; la de los perros, manifestada por su empatía para responder a emociones humanas; la de los pulpos, revelada por su camuflaje, cambio de color y textura para evadir depredadores. A estas inteligencias, sean animales o humanas, las llamaré *inteligencias específicas* o *puntuales*. La inteligencia artificial es también un sistema de inteligencia específica, ya que actúa condicionada por la intención y los datos proporcionados por sus creadores; no tiene voluntad propia ni *libertad* para elegir de manera autónoma.

Sin embargo, los seres humanos somos libres *en esencia*, al contrario que los animales, aunque delimitados por nuestra naturaleza, instintos, necesidades y problemas. Esta condición da cabida a que podamos decidir ignorar o reconocer, en su mayoría, estos condicionamientos. O sea, nos permite elegir entre querer vivir desde la inteligencia o desde la imbecilidad.

Sorprendentemente, la etimología de la palabra en cuestión, está estrechamente ligada a la palabra libertad.

Inteligencia: tiene sus raíces en el latín *intellegentia*, que está compuesto por *inter* (entre) y *legere* (leer o elegir). En su origen, la palabra se refería a la capacidad de elegir entre diferentes opciones, de entender o comprender.

Entonces, inteligencia no es solo conocer la diferencia entre lo que te conviene (bueno) o lo inconveniente (malo), sino saber elegir entre ambas opciones.

Capacidad = Inteligencia	In-capacidad = Estupidez
Capacidad de:	Incapacidad de:
Entender, resolver, evitar, planificar, crear, adaptar, flexibilizar, conocer, integrar, buscar.	Entender, resolver, evitar, planificar, crear, adaptar, flexibilizar, conocer, integrar, buscar.
Capacidad de DECIDIR.	*Incapacidad de DECIDIR.*

*

Querida Clara,

Durante varias semanas, al escribirte este capítulo, volví a los textos que me habían guiado en la juventud, busqué nuevos escritos sobre el tema, entrevisté a profesionales en distintas disciplinas (ingeniería, psicología, arte, filosofía, educación) y a personas que considero *inteligentes*. Analicé videos científicos sobre el tema e investigué conceptos relacionados a la inteligencia desde la perspectiva de la neurociencia y la psicología.

Sin embargo, hoy, en mi noveno intento de terminar este relato, me atoré intentando organizar el gran volumen de información que logré recopilar. Reconozco que saturarme de información no ha sido lo más inteligente por mi parte. Además, mientras más profundizo en el tema, más confirmo que *solo sé que nada sé…*

Por eso he decidido dejar de investigar y compilar información, ya que la finalidad de este escrito no era elaborar una tesis sobre la palabra ni convertirme una experta en el tema. Así retomé la finalidad de escribirte este capítulo: ofrecerte luces que amplíen tu definición de esta palabra.

Finalmente, después de resumir algunos puntos clave de mi investigación, reí al darme cuenta de que mi dificultad reflejaba el intento de forzar conceptos incompatibles. La palabra que intentaba definir no era inteligencia, sino *sabiduría*. La sabiduría, de manera innata y sin esfuerzo, abarca todas las cualidades de *La Inteligencia* que te mencioné.

La Inteligencia (la integrada) o *Sabiduría*:

- *Determina* el problema que pretende resolver y/o evitar.

- Es *consecuente*, autoconsciente, consciente y respetuosa de su entorno físico y humano.

- *Decide* lo que mejor le convenga para cultivar su bienestar de manera holística y sostenible.

- *Busca* apoyarse en conocimiento científico, sin ahogarse en su contenido, priorizando y sintetizando, para cuestionarse, resolver o evitar los problemas que le impidan desarrollarse.

- *Integra* con creatividad sus inteligencias específicas y su singularidad.

- *Desarrolla* su potencial máximo con humildad, aprende de sus errores, se adapta, es flexible y acepta que, *entre más sabe, menos sabe.*

-

La etimología de la palabra «sabiduría» proviene del latín *sapidus*, que derivó en *sapientia* y que significa: inteligencia, juicio, sensatez, cordura, prudencia, ciencia, saber y filosofía (Corimas, 518; Voz, 468-469). Este es el grado más alto del conocimiento, según la RAE.

Sabiduría: inteligencia integrada, consciente, respetuosa, decidida, plena, sostenible, consecuente, creativa, capaz, sentida, asertiva, flexible, humilde, curiosa y que refleja un máximo potencial de conocimiento y crecimiento humano.

Sabiduría:

____

____

____

____

____

____

J Jugar

La muerte del juego inútil: Debut y despedida

Era octubre de 2003 cuando conocí a Sibila en una clase de filosofía de la universidad. Ella era hija de dos profesores: uno de matemáticas y otro de literatura; pelirroja, de silueta voluminosa, chiquita de tamaño, pero inmensa en espíritu e intelecto. Su casa era un pedazo de paraíso terrenal, con paredes vestidas de libros y mágicos sillones esquineros que invitaban a la lectura. Después de clases, jugábamos a filosofar acompañadas de interminables tazas de café. Disfrutábamos tanto de conversar, analizar y cuestionarlo todo, que a nuestro juego un día se unieron otros «filósofos» más. Sentí que aprendía más de filosofía con nuestro juego que de los serios discursos de nuestro profesor.

Al finalizar el semestre, ya éramos 8 en el juego, y a Horacio, el mayor, se le ocurrió que juntáramos las ideas en un escrito. Darwin, el menor, propuso que nos reuniéramos cada semana en una cafetería distinta para seguir avanzando con el juego. Luego sugerí que nos llamáramos *Escape*. Al igual que en cualquier juego libre, no había contrato de por medio, no había remuneración ni idea de monetizar el proyecto; no había cuestionamientos sobre la utilidad o inutilidad de lo que hacíamos ni de su finalidad. Jugar era el propósito y gozamos cada minuto. Después de 6 meses, el texto se convirtió en nuestro primer libreto teatral, y los siguientes 5 meses todos jugamos a ser directores, actores, escenógrafos y pusimos en escena nuestra primera obra. Una noche de diciembre, nos presentamos en nuestra cafetería preferida, frente a una sala llena de amigos y familiares.

Lamentablemente, esa obra fue nuestro debut y nuestra despedida; después, todos nos ocupamos en la necesidad de volvernos útiles para la sociedad: adultos responsables cuya productividad económica se volvía una prioridad real. Sentimos que el llegar a la vida adulta era el momento de ponernos serios y, por ende, enterrar los juegos inútiles (aquellos sin una ganancia tangible).

Tan a pecho me tomé mi llegada a la edad adulta al inicio de mis veintes que, a pesar de estudiar artes plásticas por un año, jamás sentí que jugué. Mantenía una disciplina militar para dominar la técnica del óleo: practicaba varias horas al día, juntando colores y repitiendo ejercicios incansablemente, evitando a toda costa los errores, con miedo de liberar mis trazos, de romper alguna regla o de jugar. Sin embargo, al final del día, mis pinturas, medidas al milímetro, donde cada pincelada había sido controlada e intencionalmente ubicada, terminaban siendo bodegones «perfectos» pero estériles; rebosaban rigidez, como pinturas hechas en computadora que, a pesar de mostrar claramente un dominio de la técnica, no inspiraban ni un estornudo.

La resurrección del juego ~~inútil~~: Escritos de pluma azul

Al asumir mi rol de madre con tu nacimiento, me desentendí de jugar contigo, no solo porque me enfoqué en otras responsabilidades «de grandes», como proveer económicamente y cocinar, sino porque me sentí incapaz.

Una tarde, mientras preparaba la cena y tu papá compartía contigo, me acerqué a escondidas a verlos: los noté completamente sumergidos en una diversión genuina, jugando al doctor e intentando curar a tu muñeca de *Frozen* con una sopa de Legos y fantasía que cocinaban con esmero en tu cocinita de juguete. No había racionalidad en su dinámica. Envidié la alegría y libertad que sus rostros irradiaban.

Al día siguiente, empecé a preguntarme: ¿Cuándo empezó a diluirse el recuerdo de la sensación y del significado de *jugar* en mi mente hasta desaparecer por completo?

Recordé haber jugado futbolín hacía poco y haber ganado. Pero ese era un *juego finito*, de esos que acarician o golpean el ego y que se acaban cuando se define un perdedor o un ganador. La sensación de juego que buscaba recordar era la del *juego infinito*: ese que da cosquillas, que nos hace fluir por encima del tiempo, que continúa a pesar de los tropiezos, que proporciona placer inagotable, que no tiene miedo a nada, que existe a pesar del «bien» y el «mal», que materializa la dicha del proceso sin importar el resultado. Ese que emociona, que se siente al ver prendas de Alexander McQueen, mirar los cielos de Van Gogh, escuchar la música de Queen o leer a Girondo.

*

Esa noche, soñé que visitaba a tu pediatra.

Vi la sala de espera desolada, y antes de entonar con mi puño el clásico toc, toc, el doctor me abrió la puerta. Noté que el doctor Álvarez lucía distinto: a pesar de que la mayor parte de su rostro estaba cubierta por una mascarilla celeste, el resto de su cara estaba poblada por vellos negros de suavidad felina. Sus guantes y bata no me permitían confirmar si esta condición también se había extendido al resto de su cuerpo. Ignorando mi cara de asombro, continuó con normalidad con el ritual médico:

—Hola, Eva. Cuéntame: ¿qué te trae por aquí sola? ¿Cómo está Clara? ¿Por qué no la has traído?

—Buenas tardes, doctor Álvarez. Sí, vengo a tratar una dolencia relacionada con Clara, pero temí que ella pudiera interpretar mal lo que tengo que decirle, así que decidí venir sola.

—Entiendo, cuéntame más: ¿de qué se trata este malestar que mencionas?

—Verá, en todos los libros y videos que he visto sobre maternidad y estimulación temprana, se enfatiza la importancia del juego, lo llaman incluso hasta un derecho, y dan por sentado que todos los niños disfrutan jugando. Sin embargo, cada vez que me siento a jugar con Clara, noto que su cara no irradia la alegría típica de un niño feliz de jugar con su mamá, sino que su rostro me comunica incomodidad y un esfuerzo molestoso. Incluso hay veces que llora durante la actividad. ¿Será que Clara está enferma o será que no es capaz de jugar conmigo?

—Mmm… Ya veo. Descríbeme, por favor, los juegos en los que notas que más se incomoda.

—Bueno, juegos de aprender los colores, los nombres de los animales, armar rompecabezas o incluso jugar al doctor para aprender las partes del cuerpo…

—Mmm… Ya veo. Una pregunta: ¿y tú sí sientes placer al jugar?

—Sí, claro, disfruto compartir con mi hija viéndola aprender.

—Mmm… Ya veo. ¿Y durante cuánto tiempo juegan?

—Depende del día. Unos días 34 minutos, otros 48.

—Mmm… Tengo una hipótesis de lo que está ocasionando la dolencia en Clara. Sin embargo, vamos a empezar por tratar la tuya.

Mi boca se abrió en señal de sorpresa… ¡Pero si yo no era la enferma!

El doctor Álvarez ignoró nuevamente mi cara de asombro, abrió el primer cajón de su escritorio, sacó una pluma azul de pájaro y me la entregó decididamente. Luego tomó su cuaderno de recetas y empezó a garabatear las siguientes prescripciones mientras las leía en voz alta:

1. Sacarse el reloj antes de realizar las actividades, no mirar ni medir el tiempo durante los ejercicios mencionados.

2. Hacerse cosquillas con la pluma hasta lograr una carcajada honesta.

3. Atesorar esa sensación en la mente. Con el recuerdo fresco de la sensación, intentar replicarla durante el juego con Clara. Procurar que el juego no sea controlado por el tiempo ni definido por un objetivo fijo (ejemplo: aprender, ganar, enseñar, etcétera).

4. Repetir el proceso a diario hasta poder jugar de manera espontánea, sin esfuerzo.

Subrayó al final la frase: <u>en el juego, la finalidad es fluir de manera placentera.</u>

Al despedirme del doctor, noté una cola negra de gato asomándole por un lado de su bata blanca. Seguro es mi mente jugando con mi percepción de las sombras, pensé en el sueño, y salí del consultorio con mi tesoro azul en la mano.

*

La mañana siguiente salí al parque enfrente de mi casa en busca de una pluma para practicar lo prescrito por el doctor en mi sueño. No encontré ninguna pluma azul, así que me tocó conformarme con una de paloma citadina, gris, raquítica y despeinada. Pero para mi sorpresa, a pesar de su apariencia, logró el efecto esperado. Después de hacerme cosquillas en la palma de la mano, me puse a jugar a que escribía con ella, fluyendo sin sentir el tiempo pasar. Repetí disciplinadamente las indicaciones del doctor Álvarez por varios días y aunque notaba a la pluma cansada, yo no iba a ceder en mis intentos.

Un día, después de compartir contigo y verte frustrarte porque el avión de papel que hicimos no volaba como querías, me puse a analizar el porqué de mis propias frustraciones, rigidez y obsesión por controlar la finalidad de cada juego. Entonces, imaginé la infancia de mis padres. Se me salieron lágrimas al pensar que mi papá tuvo que cambiar la finalidad de sus juegos por dinero real, ya que, al no tener padre ni madre que lo proveyeran económicamente, la vida se le convirtió en una partida de supervivencia donde el placer por el placer ya no era una opción. Y luego, al imaginar la adolescencia de mi madre, en la que cambió muñecas por una bebé de verdad y, en su nuevo rol de mamá, tuvo que abandonar cualquier tipo de actividad «inútil». Admiro a ambos por haber sacado lo mejor del juego de *grandes* que les tocó vivir desde tan temprana edad.

En ese instante, quise poder manipular el tiempo y que ambos fueran niños de nuevo, abrazarlos e invitarlos a jugar contigo un juego infinito que les devolviera la libertad y el disfrute que perdieron sin saber.

Luego pensé en mi infancia, en cómo fui criada con la misma necesidad de producción constante que gobernó su realidad. Estimulada a dejar el pañal antes de caminar, a aprender a hablar y escribir antes de querer dejar de garabatear o jugar libremente. Mejor amiga de mi reloj, ya que como era la menor tenía constantemente que apurarme para llegar, completar y cumplir. Y aunque agradezco sobremanera que me hayan hecho un ser productivo y útil para la sociedad, esta vez quería ser coherente con mi realidad. Ahora mi reto era ser capaz de jugar.

*

Desde que me mudé a Estados Unidos, retomé el gusto por la escritura y empecé a llenar cuadernos con escritos y pensamientos. Se me ocurrió organizar los cientos de escritos que había acumulado por décadas y materializarlos en este libro. Sin embargo, a los pocos meses de mi intento, me di por vencida. Me dio la impresión de que dedicar tiempo a escribir por el puro placer de escribir no era razón suficiente, aunque pudiera permitírmelo económicamente y escribir significara cumplir el sueño de compartirte estos escritos. Simplemente, mi instinto de producción era más fuerte. Por más que le buscaba *utilidad* al juego de ser escritora, no la encontraba. Me agobiaba la idea de no tener un presupuesto, un cliente, una remuneración o una forma de monetizar el proyecto.

Así que, a la semana siguiente, archivé mis escritos, me matriculé en clases de bienes raíces y acepté un proyecto de arquitectura. Sabía que así me sentiría productiva, que las ganancias económicas nos vendrían bien y que, de algún modo, estando tan ocupada, se me olvidarían los juegos inútiles. Por varios meses volví a mi zona de confort, a mi vida de adulta rígida y «productiva».

Una madrugada, después de pasar horas estudiando para el examen de bienes raíces, me di un descanso, me recosté y me quedé dormida en el sofá. En mi sueño, volvía a reunirme con el doctor Álvarez, pero en esta ocasión él no vestía su disfraz de doctor (bata, mascarilla y guantes), sino que mostraba con orgullo su apariencia de gato, como salido de una película animada. La cita fue breve.

Abrió el cajón, apoyó sus peludas patas sobre el escritorio y me dijo:

—Aquí está, Eva, una nueva pluma invisible. Esta vez no te daré prescripción. Juega con ella cuando, donde y como quieras… <u>La finalidad del juego sigue siendo la misma: Fluye de manera placentera.</u>

A la mañana siguiente, me desperté en la sala, cobijada por hojas de escritos de nuevos cuentos y una pluma en la mano. Asimilé que esa pluma, al igual que mi capacidad de juego, me habían acompañado toda la vida, pero de manera invisible. Solo necesitaba abrirme a fluir y valorar el disfrute innato, dejar libre mi imaginación y volver a creer en mis sueños, en gatos doctores y plumas mágicas, para ser capaz de jugar.

*

Querida Clara,

Así fue como empecé a jugar a ser escritora, materializando con libertad la expresión de mis motivaciones intrínsecas. Obvio, también sigo haciendo «juegos de grandes»: cocino y trabajo en arquitectura y corretaje de bienes raíces; sin embargo, me las ingenio para arrancarle horas a los días y tener tiempo para ~~jugar~~ soñar.

Se ha vuelto un placer compartir este juego con mentes generosas y libres que se han unido a jugar a construir este ~~sueño~~ libro. Compartir e integrar una sana retroalimentación, me ha motivado a disfrutar del proceso sin controlar el resultado, a tomar más riesgos, a probar nuevas voces, historias y personajes. Al escribir, redescubro la sensación del juego infinito: ese que fluye por encima del tiempo, que continúa a pesar de los tropiezos, que saborea cada corrección y aprende de los errores sin miedo. Ese que proporciona un placer inagotable, que existe a pesar del «bien» y el «mal», que plasma la dicha del proceso. Ese que da cosquillas al imaginar la alegría de las yemas de mis dedos galopando por las letras del teclado, creando y recorriendo lugares imaginarios; avanzando sin miedo al error o al qué dirán, sin pensar en premios, castigos, hambre ni reglas; transformando sueños y juegos en palabras.

◻‿◻

La etimología de la palabra «jugar» proviene de tres sinónimos en latín para significar la idea de juego: *ludus*, que envuelve la idea de ganancia, *lusus*, de distracción o entretenimiento agradable y *jŏcus*, que significaba broma, diversión o acciones que se oponen a lo serio (Monlau, 310; Corimas, 347).

Jugar: fluir de manera libre y placentera como finalidad. La inagotable sensación de hacer algo con alegría sin controlar su resultado. Producir, trabajar o bailar como si nadie estuviera mirando, en un estado de autonomía y disfrute que no da cabida a pensar el paso del tiempo o en palos ni zanahorias.

Jugar:

____

____

____

____

____

K Kaizen

El verano que me mudé a Atlanta para realizar una pasantía, gobernaban mi mente unas pocas certezas, como la voluntad para graduarme de arquitecta, y un montón de dudas: me cuestionaba a diario el funcionamiento de la motivación –lo que nos paraliza o lo que nos lleva a hacer las cosas que queremos– y el porqué de mi naturaleza tímida y analítica.

Conducía en piloto automático sobre una monótona carretera que en pocas horas me llevaría a Atlanta, y aproveché para que mi mente divagara haciendo varias suposiciones catastróficas sobre lo deprimente que sería mi verano en una ciudad en la que no conocía a nadie, salvo a la persona que me había contratado. Sin embargo, dentro de tanta negatividad había una idea menos negra que salía constantemente a flote: *si quería tener resultados distintos a los que había experimentado, tenía que hacer algo distinto.* Focalizando mi energía en esa migajita de pensamiento esperanzador, aproveché para llamar a una buena amiga de Ecuador que, recordaba, tenía conocidos en Atlanta.

En esa época aún me daba vergüenza mostrar mi vulnerabilidad (sí, todavía era torpe en ese sentido). No obstante, me armé de valor, llamé a Sofía y le confesé que me había cansado de vivir como ratón de biblioteca, que no me quería sentir sola en esta nueva ciudad; quería conectar con personas y experimentar algo distinto a mi vida antisocial. Ella se mostró empática y me dijo que no le pensara tanto, que abrirse a conocer gente nueva solo podía traer cosas buenas y que confiara en el proceso. Enseguida me mandó el teléfono de Pablo, un amigo suyo de la infancia que estudiaba en Atlanta, y colgamos.

Pasé tres semanas *sola* en esa ciudad *repleta* de personas, releyendo a diario el último mensaje de Sofía. Mi problema no era saber a quién llamar, sino la falta de valor para marcar el bendito número. Esperaba día a día amanecer con la motivación necesaria para dar el gran paso, pero esto no pasó. La mañana siguiente, recordé lo único que tuve claro al llegar: *necesitaba acciones nuevas para tener resultados distintos.* Así que me tomé un *shot* de expreso y dejé de enfocarme en mi motivación (o desmotivación), abracé mi miendo, me armé de valentía y obligué a mi mano sudada y temblorosa a marcar los 10 dígitos.

—Aló —contestó una voz masculina al otro lado del cable invisible.

—Eeeh… Mmm —balbuceé timidez, estuve tentada a cortar la llamada en ese instante y esconderme para siempre debajo de una piedra.

La velocidad de respuesta de mi interlocutor me impidió tomar cualquier decisión.

—Hola, ¿eres Eva?

—Mmm, sí… Soy Eva. Hola, Pablo, ¿có-có-mo estás? —tartamudeé.

—Muy bien, gracias. Sofía me escribió hace unas semanas, me dio tu número y me dijo que me ibas a llamar. Bienvenida a Atlanta, ¿cómo estás?

—Bi-bi-bieeen, gracias, todavía desempacando —dije entre nuevos tartamudeos y risa nerviosa.

—Un descanso te vendría bien. ¿Qué vas a hacer hoy en la tarde?

—No tengo nada planeado —le dije, avergonzada, bajando el volumen de mi voz.

—Bueno, si te animas, los domingos nos reunimos con algunos compañeros de la universidad en una cafetería en *Midtown*, a las 4 de la tarde. Unos estudian, otros solo conversamos, ja, ja, ja.

—Muchas gracias —le dije, sonrojada por el exceso de cordialidad, algo que no estaba acostumbrada a recibir de desconocidos—. Te escribo más tarde si me animo para que me envíes la dirección.

—Listo, espero tu mensaje. Chao y suerte desempacando.

—Chao y gracias por la invitación. —Colgué y sentí que mi mano temblaba al unísono con mi corazón.

Después del almuerzo, vi el reloj: faltaban 2 horas para mi primer encuentro con Pablo y sus amigos. La sola idea de pensar en conocer a gente nueva me hacía sentir un nudo asfixiante en la tráquea. Parte de mí estaba a punto de huir y volver a mi cómoda victimización de considerarme una persona antisocial. Pero, siendo honesta, el no tener a quién contarle mi soledad también me hacía sentir un incómodo nudo en la garganta, solo que de diferente tipo.

Llegué treinta minutos antes de la hora pactada para intentar diluir mi vergüenza en té verde antes del encuentro… y para tener tiempo de huir en caso de que mi ansiedad secuestrara mi amígdala, o de que cayera en un ataque de pánico. Me senté en una mesa esquinera, sujetando una taza blanca esmaltada llena de líquido humeante, y saboreé las palabras de *Masa y poder* de Canetti. Entre sorbo y sorbo, el tiempo pasó sin que me diera cuenta de la hora, hasta que noté una presencia junto a mí.

—Hola, ¿eres Eva?

—Ho-ho-la, sí, ¿Pablo? —dije, sintiendo la vergüenza teñirme el rostro de un rojo encendido.

—No, soy Alberto, amigo de Pablo. Pablo me escribió hace unos minutos diciéndome que su auto se había dañado a la salida de su casa, él venía con Esteban, otro amigo. Me dijo que iban a hacer lo posible para llegar pero que, si no lo lograba, te escribiría para que pudieran verse en otra ocasión.

—Entiendo, no hay problema.

—Voy a comprar algo de tomar —me dijo. Dejó su mochila en la silla y un libro sobre la mesa.

La vestimenta monocromática de Alberto combinaba con el diseño minimalista de la portada del libro, gris y sencilla. Él era de baja estatura, contextura robusta, cabello rizado, tez canela y sonrisa sincera. El título del libro, *Kaizen*, ocupaba jerárquicamente un tercio de la portada y más abajo, en letras más pequeñas: *The Key to Japan's Competitive Success*.

Contrario al respeto que sentía por desconocidos, donde se me hacía muy difícil iniciar una conversación, mi relación con los libros era distinta; los consideraba mis genuinos amigos, siempre dispuestos a compartirme sus historias. Iniciar una conexión con ellos se me daba de manera casi automática. Así que, dispuesta a pedir perdón antes que permiso, abrí el libro y empecé a ojearlo sin percatarme de que Alberto me miraba desde la barra. Cuando regresó a la mesa con su bebida caliente, preguntó:

—¿Te ha interesado el libro?

—¡Un montón! —exclamé un tanto avergonzada por el abuso de confianza al tomar algo sin pedirlo antes.

Él obvió mi sonrojo y empezó a explicármelo con la paciencia y generosidad de un abuelito primerizo.

—*Kaizen* viene de dos palabras en japones: *kai*, que significa *cambio*, y *zen*, que significa *bueno*. Como concepto se refiere a una mejora continua e incremental.

Al hablarme, sus ojos y manos se movían con el mismo entusiasmo. Asentí en señal de asombro y continuó:

—A pesar de ser una palabra que formaba parte del japonés desde hacía siglos, el concepto recién apareció en occidente a través de su aplicación en el mundo corporativo, en especial en el área automotriz a partir de la segunda guerra mundial. Toyota incorporó la filosofía de *mejora continua* para optimizar constantemente sus procesos y productos, buscando eliminar desperdicios y mejorar la eficacia en todos los aspectos industriales, logrando un éxito rotundo en el crecimiento de la empresa.

Asentí nuevamente, con los ojos bien abiertos, como si eso me ayudara a no perder ni un segundo de la explicación.

—El concepto de *kaizen* radicaba en enfocar las acciones en pequeños *cambios buenos* que, hechos de manera consciente y constante, lograban grandes resultados. Esta filosofía mantenía un espíritu positivo en quien la accionaba, ya que se concentraba en el crecimiento, así fuese pequeño, de manera permanente y sostenible, a diferencia de las metodologías industriales de occidente que se centraban en eliminar el error o en lograr cambios radicales que se volvían insostenibles en el tiempo.

Oír a Alberto hablar con tanta pasión era un deleite. Seguimos conversando del tema por un par de horas más. Luego me enteré de que esa tarde era la primera vez en meses que Alberto se atrevía a hablarle a una mujer desde una traumática ruptura. Minutos después, yo también le confesé que esa era la primera vez, quizás en años, que me abría a hacer un amigo de manera intencional. Ese domingo ambos dejamos de sentirnos huérfanos en esa ciudad ajena.

Al despedirnos, le agradecí por compartirme tanto conocimiento de manera tan generosa. También le confesé que era el primer ingeniero que conocía y que me encantaría aprender sobre su cosmovisión como profesional. No sé si mi propuesta le asustó o le halagó, pero el punto es que fue el inicio de una sincera y sana amistad.

Ese día llegué a mi casa sintiéndome profundamente distinta. El descubrimiento del significado de la palabra *kaizen* fue un hito tenue pero trascendental, que marcó un antes y un después en mi manera de interpretar los ciclos de crecimiento personal. Parecía una sutileza, pero para mí evidenciaba la sensibilidad e interconexión de todos los sistemas, incluso los más complejos: me sentí parte de la naturaleza, un ser vivo en crecimiento continuo. Me permitió pensar, por primera vez, que cada árbol fue en algún momento una semilla, que cada persona que conquistó una cumbre lo logró enfocándose en hacer un primer movimiento y repitiéndolo en la dirección deseada, pasito a pasito, hasta llegar, sin quedarse paralizado o desmotivado mirando la inmensidad aparentemente inalcanzable de la montaña. Pensé en Canetti e imaginé lo imposible que se le habría hecho escribir su obra magna si esperaba sentirse *motivado* a diario para hacerlo, o si hubiera sabido que tardaría 30 años en completarla. Finalmente, pensé también en otras mujeres y hombres que admiraba: Marie Curie, Steve Jobs, Walt Disney; ellos también fueron bebés, niños, adolescentes, jóvenes (como yo) con dudas existenciales y metas aparentemente inalcanzables que, gracias a dar miles de pasitos direccionados, lograron llegar a donde querían.

Intuí que para evidenciar mis cambios debía escribir más, así tendría registro de lo que diariamente mejoraba.

Esa noche escribí:

Buenos cambios pequeños = mejora continua.

~~Hoy no fui tan antisocial.~~ Hoy fui un poquito más social.

Durante los siguientes meses, ese simple concepto empezó a expandir mi manera lineal y rígida de percibir el mundo como una batalla de opuestos donde juzgaba todo desde lo blanco o lo negro: ser antisocial o social, estar motivada o desmotivada, querer o no querer. La idea de *kaizen* sirvió para enfocarme en ser un poquito mejor cada día: más social, más positiva, y para tomar acciones pequeñas en pro de lograr objetivos, en lugar de esperar cambios radicales; *confiar en el proceso y en que los resultados vendrían solos.*

¿Dónde se había originado esa radicalidad? Quizás en la manera en que fui educada, donde en lugar de resaltar el valor de los avances del proceso, las cosas se valoraban desde estar bien o mal: en mi escuela los proyectos eran evaluados con buena o mala nota, y mis días como buenos o malos… Pero ¿buenos con respecto a qué? ¿Malos con respecto a qué? Un aparente «mal» paso, en la dirección correcta, no deja de ser un paso que puede resultar bueno, ya que nos enseña algo nuevo y desde su aprendizaje nos acerca al objetivo.

Después de esa enseñanza me volví a encontrar con la repetición del mismo concepto explicado desde diferentes perspectivas. Tony Robbins, en uno de sus libros, lo resume en su frase: «La mayoría de las personas sobreestiman lo que pueden hacer en un año y subestiman lo que pueden hacer en dos o tres décadas». En psicología, la teoría de Ericsson sugiere que se puede alcanzar un nivel de maestría en cualquier habilidad compleja; solo se necesita invertir alrededor de 10.000 horas de práctica deliberada. Y José Luis Izquierdo lo expone en uno de sus libros al mencionar que, al hacer las cosas *al merme*, es decir, de a poco, pasito a pasito, se resuelve el problema de la inacción (desmotivación, parálisis) a la que estamos sometidos constantemente por la impulsividad e impaciencia propia de nuestro ADN. Él nos sugiere que enfocarnos de manera exclusiva en dar el primer paso, cambiará la perspectiva de sentirnos inmóviles, a activarnos y volvernos capaces.

Desde ese entonces he procurado vivir un *kaizen* constante para alcanzar distintas metas. Una meta básica que logré hace poco fue conseguir que cocinar a diario no sea una carga insostenible. El primer año fue una tortura: hacía platos muy complejos y no tenía definidas recetas que me funcionaran; tristemente, tuve que botar un sinnúmero de platos incomibles. El segundo año fue menos malo: solo tuve unos 15 días de fracasos gastronómicos, pero aún no sentía que lograba cocinar de manera fluida y me tardaba muchísimo en completar un plato. Sin embargo, cada día que cocinaba procuraba hacerlo un poquito mejor y, llevando un registro de lo que sí me funcionaba, hace unos meses finalmente logré preparar repetidamente comida que te guste y te alimente sin complicaciones.

Sin embargo, este libro es quizás el mejor ejemplo para demostrarte la aplicación del concepto. Hace un tiempo solo tenía claro mi compromiso de escribir este libro, sin saber cuánto tiempo me tomaría, cuántas lágrimas, cuánto esfuerzo, cuántas veces querría abandonar la misión. Hubo días que no quise escribir, pero escribí, así fuese una sola frase; días que tuve miedo, pero escribí con miedo; días que tecleé miles de errores, de faltas, de fallas. Quizás son más las palabras que he corregido que las que quedan presentes en este texto; no obstante, aquí estoy, en el proceso de mejora continua, escribiendo por octava vez este capítulo, con la esperanza de cumplir este sueño de materializar mi primer libro, pero sobre todo de seguir pasito a pasito creciendo como escritora.

*

Pero, Clara, ¿por qué te cuento todo esto?:

Para que abraces tu proceso y celebres tus minivictorias, tu crecimiento gradual y todas las pequeñas acciones (y/o caídas) que construirán tus grandes sueños. Para que no te gane la parálisis o la frustración cuando te equivoques y para que, cuando pienses que las montañas que quieres escalar o las metas que quieres alcanzar son gigantes o inalcanzables, te enfoques únicamente en avanzar pasito a pasito y confíes en el proceso. También para recordarte que, a pesar de que todavía no cumples tu primera década de vida, ya has experimentado el concepto de *kaizen*: lo hiciste al dar tus primeros pasos para aprender a caminar, al aprender el sonido de cada letra, una a una, para poder leer y aprender inglés: ¿te acuerdas de tu primer día de clases en EE. UU.? Llegaste llorando, diciéndome que no entendías ni una palabra y que nunca hablarías inglés. Y de a poquito aprendiste más palabras, dos, diez, cien, miles, hasta ayer, dos años después, cuando me contaste que terminaste de leer tu primer libro. Al hacerlo no solo comprendiste el significado de decenas de palabras en ese idioma, sino que te diste cuenta de lo alcanzable que es un objetivo que hace unos años te parecía imposible.

Y, finalmente, te escribo para recordarme la importancia de abandonar el enfoque abstracto que suele envolver al concepto de motivación. El aprender algo nuevo —un idioma, cocinar, socializar, maternar, escribir un libro, escalar una montaña o cumplir un gran sueño— suelen ser procesos sumamente largos, pero vivirlos desde la idea de *kaizen* los vuelve posibles. Persistir en el avance, incluso cuando este sea dar un solo pasito con miedo, vencer a la vergüenza, enmendar un error o ganarle a la pereza, son todos pasitos igual de indispensables. Cultivar minivictorias de segundos, minutos, pequeñas acciones o días, hechas con repetición, con el tiempo suman, se cosechan y se convierten en grandes conquistas.

-

La etimología de la palabra *kaizen* viene de dos palabras en japones: *kai* significa cambio y *zen* significa bueno. Como concepto, se refiere a una mejora continua e incremental.

Kaizen: es una estrategia de vida próspera donde, al accionar pequeños cambios diarios (para bien), construimos una mejora continua y un incremento de nuestro bienestar integral. Esta búsqueda de autodesarrollo permanente cambia el enfoque de miedo a «errar» o voluntad de «acertar», hacia la conquista de minivictorias que, a la larga, materializan un bienestar sostenible.

Kaizen:

____

____

____

____

____

____

L Luz

Mis primeros acercamientos para entender el significado de la palabra *luz* fueron desde lo pragmático. La luz era el elemento esencial en las principales actividades a las que dediqué mi juventud: la pintura, la arquitectura y el mundo escenográfico. En cada una de estas áreas, este componente era tan estratégicamente indispensable como artísticamente hermoso. Pero no fue hasta pocos años antes de cumplir 30 que experimenté su significado metafórico, lo que la convirtió en una idea puntal en mi vida y en una búsqueda constante. Tanto así, que me llevó a querer llamarte con un derivado del concepto que representa.

En la pintura, la luz, mediante el manejo, aplicación y dosificación de la claridad, es una herramienta indispensable, el elemento principal que define cómo percibir y entender una obra. Este componente establece varios aspectos clave, como la tridimensionalidad (creada mediante el juego entre reflejos y sombras), el *chiaroscuro* (contrastes fuertes entre volúmenes para destacar ciertos elementos), el enfoque de la atención en áreas específicas, la textura, el color (que es la descomposición de la luz), la composición y el ambiente, entre otros. Saber manejar la luz en un cuadro significa dominar el impacto visual y el tono emocional deseado. Observar el poético uso de la luz de maestros pintores como Caravaggio, Velázquez o Rembrandt, ayudan a entender a lo que me refiero.

Recuerdo que, en mis múltiples clases de pintura, el manejo de la luz era casi sagrado. Distintos profesores ponían énfasis en la misma palabra, desde diferentes perspectivas. Unos me aconsejaban usar luz para dirigir la atención del espectador a través del cuadro, asegurando que el ojo se moverá hacia la luz. Otros me recordaban que el tono emocional de cada pieza está en su luz, ya que esta muestra la calidez o frialdad de cada objeto.

En el mundo escenográfico, la luz artificial era la estrella de cada *show*, el elemento que contaba la historia. Así como en la pintura, la atención del espectador iba donde hubiera un objeto iluminado; sin embargo, en esta disciplina aprendí que la oscuridad era igual de importante que la luz. Transmitir emociones complejas como el misterio, la nostalgia y el suspenso no solo se logra con un juego de sombras, con emplear la luz de manera estratégica, sino con saber manejar la oscuridad.

Recuerdo que cada cliente tenía distintas necesidades de luz y oscuridad: en *shows* artísticos, los productores solicitaban potentes cañones seguidores para iluminar al presentador y despistar al público del cambio de instrumentos que ocurría simultáneamente en la oscuridad; en el teatro, la luz servía para transmitir emociones, como la luz roja translúcida que evocaba la calma de un vientre materno durante la escena donde se revelaba la muerte del personaje, logrando una sensación de ambivalencia en el público.

Por otro lado, la luz natural en arquitectura es el elemento que esculpe el espacio, que moldea los cuerpos sólidos que de otra forma serían oscuridad. Le Corbusier llamaba a la arquitectura «el magistral, correcto y magnífico juego de masas reunidas bajo la luz». Recuerdo que, al aprender arquitectura, el manejo de la luz lo definía todo: cada apertura, cada elemento que decidía resaltar u obviar, a qué espacio le daba más protagonismo, más o menos luz, era crucial para esculpir con intencionalidad cada creación. Aprendí que los «buenos» arquitectos, gracias al manejo intencional de luz natural, tienen la capacidad de convertir en espacios poéticos, lugares que, sin su intervención serían nidos de luz cegadora, de nada, de penumbra, de vacío indefinido o de completa oscuridad.

Familiarizarse con el interior de unos *masterpieces* arquitectónicos, cuyo poético uso de la luz define el espacio, ayudará a entender mejor el concepto; como la capilla de Notre Dame du Haut de Le Corbusier, el Centro de Arte Británico de Louis Khan, o la casa Dorothy G. Turkel de Frank Lloyd Wright.

Sin embargo, el ejemplo que me resulta más explícito es desde su opuesto: al imaginar un lugar completamente inhóspito que incluso dé miedo, sin ventanas, sin claridad, sin luz, seguro provocará claustrofobia y se parecerá a una bodega o a un ataúd. Bastará un rayito, una minúscula apertura en el techo o en las paredes que permita que ondas electromagnéticas, partículas de luz, penetren el espacio y enmarquen la oscuridad. Contener la oscuridad con luz, tiene el potencial de transformar lo atemorizante en poético, la oscuridad en una sombra que deja de dar *miedo*.

Y es en esa última palabra donde empieza mi entendimiento metafórico de la palabra *luz*.

De pequeña los fantasmas me daban *miedo* o, mejor dicho, temía lo que entendía como fantasma. Recuerdo que la primera vez que sentí esa emoción fue cuando tenía tu edad. Una noche de verano, mientras visitaba a mi abuelita, que vivía en una ciudad alejada de la mía, me levanté inesperadamente antes de que el sol saliera y entré de puntillas a la habitación donde ella dormía. La encontré en el cuarto, aún oscuro, sentada en una mecedora, llorando con los ojos cerrados, abrazando y columpiando a una muñeca de plástico. Salí de inmediato temblando del susto, sin decir una palabra. Me impactó la escena, pero no dije nada al respecto. Aquel día, al igual que muchos otros, empezó sin mi abuelita, pues dormía hasta tarde intentando recuperarse de una noche más de insomnio. Mientras desayunaba, oí cuchichear a una de las empleadas:

—Seguro es el fantasma de la niña Olivia que de nuevo la vino a perturbar y a robarle el sueño.

Supe así que la tétrica escena de mi abuelita sonámbula era habitual. Pero, aunque pregunté varias veces sobre Olivia, fue en vano; cada vez que la mencionaba, me cambiaban de tema o mis tíos repetían el mismo gesto del dedo en los labios acompañado de la frase: «Shhhhh niña…, de eso no se habla». Lo que ellos no sabían era que mientras más me lo repetían, más miedo me daba… Pero también más curiosidad.

Conforme crecía, noté que el miedo engendraba (por casualidad o no) todas las cosas tabúes que intuía como malas y de las que no se podía hablar. Por ejemplo, la depresión de mi tío, la severidad de mi padre, el narcisismo de mi primo, el fantasma de mi abuelito abandonador; historias de suicidios, problemas alimenticios, mentales y de abuso sexual; el triste insomnio de mi abuelita y, por supuesto, el fantasma de Olivia. En mi léxico adolescente, fantasma era igual a miedo, y miedo igual a fantasma (a lo malo e innombrable).

Así fue como al inicio de mis 20 recuerdo haber bautizado como *fantasmas* a las emociones que detestaba sentir, como el rencor, el control, la ira y el rechazo, aunque, en ese entonces, aún no podía identificarlas con claridad. Llamarlas así era reconocer que me atemorizaban horriblemente, que no tenía idea de qué eran, de dónde venían o qué venían a hacer en mí. Las sentía enigmáticas, oscuras y perjudiciales. A pesar de estar consciente de poseerlas, no tenía poder alguno sobre ellas, controlaban muchas de mis acciones y la idea de que me dominasen por completo me generaba un miedo enorme. Más de una vez desahogué con mi hermana el temor a mis espíritus. Recuerdo la dedicatoria que una vez le puse en un libro de Girondo que le regalé por su cumpleaños: «Gracias por amarme y por aguantar a mis fantasmas».

A pocas semanas de cumplir 27 años, mis fantasmas se desmandaron al unísono. Empecé a sufrir de insomnio y tuve problemas de ira y rechazo a diario. Recuerdo una tarde específica en la que trabajaba dirigiendo una construcción y tuve un ataque de rabia contra uno de mis empleados porque no siguió al pie de la letra el cronograma del día. En medio del conflicto, todo estaba nublado por la oscuridad de mis espíritus, que no me permitían divisar una solución al problema. Luego de la pelea, me sentí pésimo: había gritado y herido a alguien bueno por cuarta vez en una misma semana. ¿Por qué la oscuridad de estos espectros seguía nublando mis días, volviéndolos grises y pesados?

Esa tarde probé a meditar. En el proceso, recordé que la primera vez que lo intenté fue a mis 15 años, justo en la época en la que me diagnosticaron mi primera depresión. Después de cansar a mi madre con preguntas existenciales, me consiguió una cita con una hija de una amiga que era estudiante de psicología. Ella me guio en una meditación introspectiva donde me inducía a mirar en mi interior y durante el proceso me preguntó:

—Eva, ¿me describes lo que ves?

—Veo todo negro y oscuro. Como si un fantasma me inundase.

Me causó asombro que, más de diez años después, siguiera viendo lo mismo en mis intentos de meditación: fantasmas que, al cerrar los ojos, tiñen la sangre de negro, recorren el cuerpo y lo oscurecen todo; fantasmas de la ira y del rechazo que, en ocasiones, me dominaban. Me cuestionaba por qué, a pesar de que la vida me sonreía —vivía bien de la profesión que me gustaba, me había casado con el hombre de mis sueños, tenía salud y una vida social activa–, la sombra de mis fantasmas seguía siendo capaz de perturbarme con tanta frecuencia. No comprendía por qué, a pesar de que todo iba tan bien, yo no me sentía bien. Quería entender el porqué de mis fantasmas y aclararlos de una vez por todas.

No recuerdo si fueron mis repetidos intentos fallidos de meditación los que me llevaron a buscar ayuda, pero, a la semana siguiente, decidí empezar terapia. Las tres sesiones con la hija de la amiga de mi mamá, cuando tenía 15 años, me ayudaron, pero esta vez quería tomármelo en serio. Encontré dos terapeutas hombres, pero ninguno tenía disponibilidad hasta después de un mes. No sé cómo di con el teléfono de Alicia; lo que sí sé es que *rechacé* la idea de atenderme con ella: prefería un psicólogo hombre que, según yo, sería más asertivo y objetivo. Sin embargo, ella era la única opción disponible que coincidía con mis tiempos.

Me viene a la memoria vívidamente el día de nuestro primer encuentro. Antes de sentarme, me fijé en que traía una cadena de plata con un dije enorme con la imagen de la virgen de Guadalupe. En ese mismo instante casi me disculpo y salgo corriendo; escuché a uno de mis fantasmas (el antifanatista) dando de alaridos en mi mente:

—¡Huye! Imposible que te hagas atender por una *curuchupa*[1] católica!

Entonces, ni bien me senté, le dije a Alicia:

—Hola, disculpa, antes de empezar quisiera que estés clara de que yo no soy católica, ni busco serlo.

—Bienvenida, Eva. Gracias por tu sinceridad. Acepto y respeto tus creencias o tu escepticismo religioso, del mismo modo que espero aceptes y respetes las mías.

---

[1] El término *curuchupa*, de origen quechua, se emplea en Ecuador como sustantivo o adjetivo para describir una tendencia política conservadora y de marcado fundamentalismo religioso.

Me sorprendió su uso de la palabra «acepto», empleado con tanta firmeza como serenidad. Yo, por mi parte, no respondí. En ese punto no estaba lista para aceptar nada, mi entendimiento de la palabra aceptación era negativo y se limitaba a darse por vencido o someterse, 2 acciones que para mí eran *pecado*.

Mi silencio fue pista suficiente para denotar la naturaleza de mi primer fantasma: *el rechazo*.

Alicia me guio durante varias sesiones para vislumbrar que mi fantasma del *rechazo* se originó en mi subconsciente gracias a heridas de repudio que miembros de mi familia no supieron aclarar o resolver. Me tomó muchos años identificarlo porque se escondía de manera sutil en comentarios inconscientes de desaprobación constante pero que son socialmente aceptados. Aparecían cuando juzgaba o repudiaba algo de manera radical, encontrando oscuridad en todo lo que se alejase de mi manera de ver las cosas. Extremos que, al desmerecer la luz de su opuesto, se vuelven tóxicos.

Principalmente, reconocí a este fantasma al identificar una obsesión que tenía por la vivienda de interés social, donde juzgaba como insignificante cualquier tipo de obra arquitectónica que se hiciera ignorando la necesidad de dar un techo a la gente más pobre. Un día le dije a Alicia que me sentía muy mal porque la mayor parte de mi trabajo lo estaba dedicando a algo que no consideraba moralmente correcto o, en otras palabras, no me dedicaba a la vivienda de interés social. La mayoría de mis clientes eran personas acomodadas y me causaba conflicto esa situación. Tenía arraigada en mí la rígida idea de una arquitectura hecha solo de cierta manera y un radical *rechazo* a lo que no se le pareciera. Y, a pesar de mantener felices a mis clientes pudientes, el fantasma del *rechazo* me latigaba a diario diciéndome que no era suficiente, que no estaba haciendo lo que *debía* hacer.

Terminando el primer año de citas, Alicia me hizo un ejercicio. Consistía en escuchar la voz de mis fantasmas, que ella llamaba «jueces internos». Según sus teorías, durante la infancia aprendemos a juzgar las cosas desde los ojos de nuestros padres. Aunque nuestra vida no es igual a la de ellos, revivimos sus traumas al juzgar el mundo desde su perspectiva. Me hizo subirle el volumen a las frases que oía en el subconsciente cuando sentía *rechazo*. Por ejemplo, al trabajar en un proyecto que no fuera de interés social, al perder el control de las actividades de mis empleados o al lidiar con personas narcisistas que buscaban llamar la atención de manera excesiva, etcétera. También me preguntó qué frase inconsciente pensé en nuestra primera cita, cuando vi su collar de la virgen de Guadalupe colgándole del cuello.

El resultado fue el mismo, mi voz interna decía: *No quiero, no está bien, no es la manera, lo rechazo.*

Al escuchar con conciencia esas palabras en mi mente, pude reconocer que tenían una voz ajena a la mía.

Le confesé a Alicia que mi fantasma del rechazo tenía la voz de mi padre y su manera de juzgar el mundo desde sus ojos. Entonces mi terapia se centró en iluminar el origen de mis fantasmas. Cita a cita, mes a mes, Alicia se dio modos para ir desenmascarando a cada uno de mis fantasmas. Los alumbraba de frente, de espaldas y de lado, del ángulo que más claros se vieran, y me invitaba a mirarlos. Esta luz significaba conocerlos, hablar de su procedencia, saber su historia y sus raíces, qué hacían en mi vida y qué querían mostrarme de manera tan extraña. Y, misteriosamente, notaba que, conforme los iba conociendo, me iba familiarizando con su oscuridad y su naturaleza sobrenatural, les iba perdiendo el miedo. Entendí que mis fantasmas habían nacido e intentado morir en situaciones no resueltas y traumas del pasado, lo que los obligaba a cambiar la paz de su muerte eterna por el estrés de convertirse en energía oscura, confusa y varada que se materializaba en mis temidas emociones.

Como parte de ese proceso, insistí a mi madre para que me develara la historia de Olivia. Logré que me contara que fue su hermana menor, y que falleció a los pocos años de nacida. Me dijo, con lágrimas en los ojos, que su madre nunca superó su pérdida y que ocultaba su tristeza. Así supe que ese trauma no resuelto influyó en las múltiples enfermedades que la hicieron sufrir durante su vejez, incluyendo los repetidos dolores tras su costilla izquierda, justo encima del corazón, que la atormentaron hasta el día de su muerte.

También descubrí que esa oscuridad había opacado la vida de mi tío, quien nació al poco tiempo de la muerte de Olivia, suceso determinante en su depresión. Y, por último, su fantasma había nublado la manera en que mi abuelita se relacionaba con todos los que la rodeábamos: de manera parca, lejana y ausente.

Qué no daría por haber sabido cómo iluminar fantasmas ese día que la vi en la habitación llorando desconsoladamente. Ojalá hubiese podido ayudarla a hablar de esa sombra que tanto la lastimaba. Cómo quisiera volverla a la vida y hablar con ella de eso, que saque e ilumine su dolorosa pena para que deje de herirla y oscurecerla.

Quisiera haberle dicho que develar sus fantasmas solo haría que amáramos más su luz.

*

Querida hija,

Recuerdo una madrugada, a tus tres años, que viniste a verme con lágrimas en los ojos para decirme: «Mami, tengo miedo del monstruo en mi cama». Te abracé para calmarte y te llevé en brazos de vuelta a tu dormitorio. Llegamos y prendimos juntas la luz. La claridad nos mostró a una inofensiva almohada escondida entre las sábanas. Iluminar lo desconocido y elegir verlo apagó tu miedo y pudiste volver a dormir en calma. Del mismo modo, prender la luz en el ámbito psicológico y decidir iluminar a nuestros fantasmas –aunque no acaba con ellos– significa que, al conocerlos y contener su oscuridad, dejarán de dar miedo. Es pasar de una negrura enceguecedora a una sombra inofensiva.

El poder y querer ver que la dualidad de luz y sombra coexiste en armonía también da paz…, paz para decidir en qué enfocarnos, qué iluminar más, y para permitir que, artísticamente, la realidad se vuelva bella y verdadera. El encontrar esta teoría me hizo más sentido que el optimismo mojigato, falso y cursi que infestaba los conceptos que conocía de crecimiento personal («todo está bien», «el vaso está lleno», «hay que ser felices»). ¡No! No todo es luz en esta vida. Demasiada luz también ciega, pero tampoco todo es oscuridad. La belleza de la vida, al igual que en la pintura, lo escenográfico y la arquitectura, está en el *chiaroscuro* (claro-oscuro): en el contraste entre la luz y la oscuridad; en las verdades incómodas; en hablar de temas tabú; en aceptar que hay cosas que están «bien» y, paralelamente, otras que están «mal»; en admitir que el vaso puede estar mitad lleno y mitad vacío a la vez; en reconocer que podemos estar tristes y felices simultáneamente, ser luz y oscuridad al mismo tiempo, y aceptarnos sin juzgar.

Gracias a los años de luz que me ha brindado Alicia, y varios seres de luz que he encontrado y leído en el camino, he ido moldeando mi filosofía de vida basada en iluminar todo lo que me cause miedo, procurando conocer a fondo el origen de mis fantasmas y los de mis allegados, e iluminar lo oscuro. La versión actualizada de mis fantasmas ya no da temor. El temor desaparece cuando ilumino la emoción y me enfoco en encontrarle algo bueno, así sea solo un rayito de luz.

Así fue como pasé de considerarme atea a politeísta. En lugar de buscarle los peros a cada religión, decidí enfocarme en las cosas que sí me gustan de varias. Pasé de aborrecer la arquitectura que no tenía enfoque social, a disfrutar de mi profesión aplicada con vocación de servicio y excelencia en todo tipo de proyectos. Aprendí a llevarme con todo tipo de personas, a aceptar el pasado no resuelto de mi familia, y a perdonar a aquellos que me hicieron daño alguna vez, enfocándome en encontrar la luz que suavizará su oscuridad.

Darte *a luz* no significó un hecho aislado: llamarte Clara fue evocar en ti la intención de que te sientas iluminada de manera constante, que le seas fiel a tu curiosidad, que busques conocer, entender, mirar y hablar de verdades incómodas abiertamente, y que, gracias a esa luz, ningún fantasma, ni monstruo, ni nada, te dé miedo.

La etimología de la palabra «luz» proviene del latín *lux* o *lucis* al vocablo para nombrar la claridad. En el griego *luké* viene de *leucos* (blanco), porque la luz es blanca (Monlau, 322; Corimas, 368). La RAE la define como el agente físico que hace visibles los objetos.

Luz: metafóricamente, simboliza curiosidad, conciencia y el deseo de ver y descubrir. Iluminar nos permite enfocar conscientemente aquello a lo que decidimos y elegimos dar nuestra atención. Ser luz es guiar a otros para que pierdan el miedo. Iluminar también es el primer paso de la aceptación, pues no se puede aceptar lo que no se ve. Reconocer que la luz solo existe junto con la sombra es la máxima forma de aceptación, es abrirse y recibir la abundancia que implica la armonía entre los opuestos.

Luz:

____

____

____

____

____

____

M Motivación

Mis acercamientos al concepto de motivación han sido desde diferentes perspectivas y bajo distintos *climas*. El clima, es el «motivador» por excelencia, nos obliga a actuar queramos o no. A continuación, te explicaré el concepto de motivación a través de metáforas relacionadas con este factor determinante.

Clima: situaciones, ambiente o circunstancias que impulsan a actuar de cierta manera.

Hallazgos en clima templado: Quietud, inexistencia de fuerzas externas que me movieran a actuar de manera radical

Desde pequeña había manifestado interés natural por el arte y mostraba destreza para realizarlo. Disfrutaba tanto colorear que, con mis crayones como aliados, completaba libros enteros, pintando escenarios alrededor de los personajes de cada hoja, con tal de no dejar espacios en blanco. Pasaba horas haciendo formas con plastilina e involucrándome en cualquier actividad manual que pudiera.

Gracias a mi hermana, 10 años mayor, tuve, durante mi infancia, un acercamiento a las biografías de varios artistas famosos. Recuerdo cuando llegó a mis manos el primer libro de la vida de grandes como Dalí o Kahlo. Sin embargo, mi principal interés no fueron sus técnicas artísticas, sino sus conmovedoras historias, en las que me adentré con morbo infantil. Sentía una sana envidia de las desafiantes vidas de ambos personajes: las tragedias de Frida y los trastornos de Salvador. Añoraba la llegada de alguna tragedia, algún evento sobrenatural o de *motivos* lo bastante poderosos como para hacer estallar mi fuerza creativa. Pero esto no pasó. Así que crecí durante la década de los 90 en medio de días tibios que crearon el ambiente «perfecto» para diluir mi capacidad de acción y hacer crecer mi desmotivación. Desconocía el nombre de ese sentimiento. Pero me intrigaba ver cómo personas con vidas trágicas eran imparables y lograban cosas maravillosas, y cómo personas con vidas «maravillosas», vivían apagadas y no lograban nada asombroso.

Hallazgos en clima frío extremo: Carencia, experimentar el antónimo de motivación

Al mudarme a mis 20 años a estudiar al extranjero y estar lejos de mi familia, de mis seres queridos y de las cosas que me daban placer en Ecuador, me empecé a cuestionar la incómoda y triste sensación que estaba experimentando. Quería entender la razón por la que pasaba varios días seguidos sin poder encender el motor que me impulsaba a levantarme en las mañanas. Me sentía físicamente presente en las aulas, pero mi mente y corazón estaban constantemente en mi país de origen, imaginando lo que hacían mis excompañeros. Reconocí la importancia de lo que sentía y lo llamé *desmotivación*.

Ahora que dominaba el sabor de la desmotivación, quería, y me intrigaba, descifrar a qué sabía su antónimo. ¿Cómo funcionaba y qué era la motivación? ¿Cómo podía activarla intencionalmente en mí?

Hallazgos en clima lluvioso: Las respuestas vienen de los otros

El inmediatismo, fruto de mi inmadurez, me hacía creer que bastaría con preguntar a mi alrededor para encontrar la respuesta. Entonces empecé a buscar soluciones en mis allegados. Aproveché la visita en Savannah de dos amigos de la infancia que estudiaban ingeniería, para interrogarles sobre la motivación y documenté sus contestaciones.

El primero estudiaba ingeniería comercial. Le pregunté qué le motivaba cada mañana a levantarse y estudiar, y me dijo que nunca se había puesto a pensar en eso, que lo único que pensaba era en terminar lo más pronto su carrera para poder empezar a pagar el préstamo que había solicitado para poder estudiar.

Mi segundo amigo tampoco dio una respuesta con la que me identificara. Me dijo que estudiaba ingeniería porque sus papás y sus dos hermanos eran ingenieros, y que era una especie de requisito para poder trabajar y ser parte de la empresa familiar.

No contenta con las respuestas de mis dos amigos, le pregunté a un tío cercano, que además era un reconocido y exitoso empresario, un domingo por la tarde a través de una llamada telefónica a larga distancia a Ecuador, sacrificando varios dólares por minuto:

—¿Tío, a usted qué le motiva en su trabajo?

En la mente hiperobjetiva de mi tío no había cabida para la subjetividad sobre la profundización del tema. Al escuchar el tono de su suspiro, pude notar que mi pregunta le resultaba incómoda y aburrida.

—Bueno, sobrina, a mí lo que me motiva es ganar dinero y seguir siendo el primero en lo que hago, eso me da orgullo y me mueve a querer seguir trabajando y mantener el éxito de mi empresa.

Su respuesta me dejó en las mismas.

Por mi parte, yo no había sido motivada a pertenecer a un proyecto familiar. Tampoco me movía una necesidad económica que me llevase a terminar mis estudios rápidamente con tal de empezar a generar dinero para pagarlos. Y, definitivamente, no me movía la necesidad de reafirmar mi ego ni mantener un posicionamiento social.

Debido a que no me identificaba con ninguna visión, empecé a investigar en internet. Era primavera del 2006 y encontré una conferencia de hacía pocos meses en Ted Talks titulada: *¿Por qué hacemos lo que hacemos?* La charla era dada por un famoso motivador americano llamado Tony Robbins. En el video, Mr. Robbins habló de las *fuerzas invisibles* que motivan nuestras acciones para saciar, consciente o inconscientemente, 6 necesidades básicas: certeza, variedad, reconocimiento, conexión, crecimiento y contribución.

Estaba asombrada con mi hallazgo. Era la primera vez que escuchaba que existía un oficio para motivar a gente, incluso tenía título, les llamaban *coaches de vida*. Me sentí identificada con todas las ideas compartidas por Mr. Robbins y a partir de ese momento aprendí a encender mi motor en las mañanas (la mayoría de las veces).

Paralelamente descubrí una motivación desde la empatía y el servicio, y empecé a hacer voluntariado de manera constante. Movida por la causa, entregué la mayoría de mis sábados, durante varios años, a construir casas para personas necesitadas. No importaba el esfuerzo de madrugar ni la pena de perderme actividades con mis compañeros; la voluntad de ayudar era mayor.

Hallazgos en clima de fríos palos y cálidas zanahorias: La motivación externa

Durante mi tercera década viví una época de bonanza motivacional. Gracias a la influencia de expertos motivadores como Mr. Robbins, entre otros, me convertí en una *doer*, o «hacedora». Finalmente encontré maneras y fuentes de energía que me impulsaban a actuar a diario.

Había aprendido a actuar desde diferentes estímulos externos provenientes de distintos orígenes: el reconocimiento, la gratificación, el dinero, el deleite de cumplir o lograr, y la satisfacción de servir y ayudar a mis clientes y/o seres queridos.

A ojos externos, era una persona *bastante motivada*. Me convertí en una trabajadora incansable que no paraba de hacer hasta lograr resultados en lo que fuera que me propusiera.

En este punto, llegó a mis oídos la analogía del burro, el palo y la zanahoria. Un amigo, caracterizado por su motivación, me dijo que había dos tipos de personas:

> 1.   Las que se movían como burros persiguiendo las zanahorias o esquivando los palos impuestos por el sistema. La zanahoria simbolizaba las motivaciones externas: el reconocimiento social, los elogios, los premios, las expectativas de la sociedad y el sistema de recompensas capitalista, representado por el dinero o la adquisición de cosas, entre otros. Los palos, representaban los castigos, escarmientos o multas destinados a empujarnos a actuar de una determinada manera.
>
> 2.   Y los burros libres, que se movían desde su libertad y voluntad interior, sin perseguir

constantemente razones externas, desde sus gustos, sus intereses y sus preferencias innatas.

En ese instante, me di cuenta de que la mayor parte de mi vida había estado persiguiendo zanahorias impuestas desde el exterior. Como buen burro amaestrado, había creado complejos sistemas mentales para mantenerme siempre en acción o movimiento, ya sea proporcionándome *zanahorias* para seguir y/o conseguir, o huyendo de imaginarios *palos* para parar o cambiar de dirección.

Hallazgos en calor interno: Descubrimientos de las fuerzas internas que me mueven

Si quería cambiar la respuesta, debía cambiar la pregunta
Autor desconocido

La primera vez que experimenté la sensación de una motivación interna y me di cuenta de que era lo más fuerte que jamás hubiera sentido, fue al ser mamá. El resto de las razones que me motivaban a actuar o a lograr algo pasaron a un segundo plano. Te convertiste en mi motor principal y mi razón de ser y estar hasta tal punto que hace poco accedí a mudarme una vez más de país, dejando de nuevo todo lo que me motivaba en mi ciudad de origen (mi trabajo, mis apegos, mi comida, mi familia, mis amigos y mis certezas), con tal de tener tiempo para entregarme a lo que intrínsecamente deseaba: ser una mamá presente para ti.

En este nuevo país he vivido el lujo y el sacrificio de estar contigo a tiempo completo. Pero, por experiencias pasadas, sabía que los extremos (por más que sean «buenos») se vuelven tóxicos y que necesitaba de una segunda actividad para equilibrarme. Hasta ese momento, no había caído en la cuenta de que jamás me había dado la oportunidad de que mis acciones fueran motivadas desde adentro. Quería ser consecuente con las oportunidades únicas que tenía en ese momento en mi vida, donde no precisaba ser movida desde la necesidad de algo externo: dinero, premios, reconocimiento o certidumbre, sino desde mi auténtico interés por ser, aprender y compartir. Entonces, para encontrar la actividad (además de la maternidad) a la cual dedicaría el esfuerzo de mis días, me pregunté:

- ¿Qué haría gratis?
- ¿Qué querría hacer, sin importar si me equivocaba, aunque no dominara dicha actividad?
- ¿Qué querría hacer por el simple placer de hacerlo, porque me nace, porque me gusta?
- ¿Qué haría esta vez, sin que importara que estuviera bien o mal, a tiempo o no?
- ¿Qué podría hacer, con completa libertad, para ser lo que yo quisiera desde adentro?
- ¿Qué hacía todo el tiempo cuando nadie me veía y que era una constante en mí desde adentro?
- ¿Qué me motiva intrínsecamente?

Mis respuestas fueron: cuidar a mi hija, escribir, ayudar y aprender. Estas palabras definieron mi motivación intrínseca. Y así fue como desempolvé el sueño de hacer realidad este libro.

Lo lindo de que la motivación sea intrínseca es que, al eliminar el enfoque en las motivaciones externas (el dinero, el reconocimiento, el complacer), también se entierran las desmotivaciones (el miedo, el rechazo, el fracaso, la equivocación, la vergüenza, la duda y la inseguridad).

Ha sido un verdadero reto aprender a quitarme las zanahorias y los palos de enfrente para moverme de manera autónoma. Me di cuenta de que estaba sumamente acostumbrada a servir y complacer; era una máquina de producción para peticiones externas de mis clientes, amigos o familia. Bastaba con que alguien que me importe me pidiera algo y siempre era capaz de mover montañas para conseguirlo o resolverlo.

Los primeros días actuando de manera autónoma me llenaron de ansiedad e inseguridades; intentaba dar respuestas a preguntas que no precisaban ser respondidas a nadie. ¿Cuántos capítulos debía tener mi libro?, ¿por qué escribía un libro sobre el significado de palabras?, ¿por qué había elegido esas palabras específicamente? No entendía la mecánica de la autonomía y mi instinto de burro persiguiendo zanahorias intentaba argumentar y dudar del porqué de mis decisiones. Decidí dejar de sabotear mi proceso y callar mi mente acusadora para poder empezar a disfrutar y así escuchar a mi voz creadora. Asumí por primera vez mi rol desde mi libertad. Entendí que esta nueva voz no necesitaba argumentos ni explicaciones; como un artista, haría, expresaría y crearía lo que me dictara mi voluntad. Actuaría solo desde mi motivación intrínseca, sin tener o querer dar explicaciones.

Y así fue como este burro libre, desempolvando su maleta de sueños olvidados por el *deber ser*, se acordó que siempre soñó con escribir este libro y empezó a investigar, a filosofar y a teclear en su computadora… porque le dio la gana. Entonces, Clara, este libro es el resultado de ejercer esa libertad automotivada, donde todas las decisiones son el eco de mi voz creadora y libre, comunicando desde el amor.

Integrar el clima interno y externo: Combinar los distintos tipos de estímulos

Según Edward Deci, un renombrado psicólogo estadounidense experto en el tema, la motivación es *la energía para la acción*. Yo estaba viviendo a plenitud un capítulo de mi vida dominado por la motivación intrínseca como única fuente energética para mi acción. Pero esta no me resultaba suficiente para seguir avanzando hacia mi meta.

Este último año de experimentar a plenitud la motivación interna y sentir su poder accionador para mantenerme escribiendo, a pesar de no recibir más gratificación que mi propio placer, ha sido durísimo. Sin nada que me mueva desde el exterior, mi accionar intrínseco no ha sido ni constante, ni suficiente, para mantenerme creciendo con fuerza.

Había hecho mi mejor esfuerzo por intentar eliminar por completo los elogios, premios o recompensas para motivarme, por impulsar mi motorcito interno para que actuase desde lo real, para despertar la veracidad de mi pasión por la escritura y evitar hacerla, como tantas otras cosas que he hecho, por *cumplir*, por alimentar el ego, servir y/o recibir una remuneración económica.

Pero, como dije, nada de esto resultaba suficiente. Hasta que hablé con una amiga cercana, al respecto, y le conté con orgullo mi «descubrimiento», lo fan que era ahora de la motivación intrínseca. A pesar de que nuestras conversaciones filosóficas fluían de manera espontánea, esta vez nuestra conversación tenía un objetivo claro: quería que me ayudara a afirmar mi último hallazgo sobre la motivación.

Las palabras que pronunció a continuación se encargaron de derrumbar la certeza que atesoraba:

—Te estás yendo al otro extremo; no es lo uno o lo otro lo que nos mueve con bienestar, somos seres integrados. Nos movemos desde adentro y afuera. Somos cuerpo activado desde estímulos exteriores y mente, a la vez, activada desde la interiorización del valor que les damos a las cosas.

No quería darle la razón de inmediato y preferí cortar la conversación para poder digerir sus palabras.

Después de ese encuentro, me cansé de buscar respuestas en el clima del momento o en la voz de otros. Opté por definir y personalizar mi respuesta a la única certeza con la que contaba: mi voz propia. Integraría mis hallazgos a mi realidad, mis motivaciones intrínsecas a mi habilidad de responder ante motivaciones externas como el compromiso, el acompañamiento, la autonomía, el contacto, los *deadlines* y el placer de la retroalimentación sincera.

*

Querida Clara,

Así que aquí sigo, actuando desde una motivación integrada en esta aventura de ser escritora: desde adentro, el placer honesto, disfrutando el escribir este libro cada día; y desde afuera, el respeto al tiempo del otro y mi sentido de responsabilidad, porque sé que, si no envío este capítulo en pocos minutos, me perderé la revisión con mi editora.

Ahora procuro actuar, a pesar del clima, de manera consciente e intencional, independientemente de lo que me mueva, necesite o estimule, sabiendo que me moveré y enfocaré en base a lo que tiene un valor para mí.

Lo fundamental para empezar a entender el concepto de motivación ha sido aprender que no es un elemento aislado ni de una sola respuesta. Es un conjunto de varios elementos, 3 sobre todo, que le darán forma, función y potencia:

1. **La motivación desde los estímulos:** Son fuerzas en forma de necesidades, conscientes o inconscientes, que nos hacen actuar o paralizarnos. Por ejemplo, las necesidades fisiológicas, de seguridad, de conexión, de certeza, entre otras. Independientemente de que seamos conscientes o no de estas fuerzas, tendrán un efecto en nosotros y en nuestro entorno. Incluso la ausencia de fuerza tiene un efecto que es la desmotivación. A corto plazo, las fuerzas externas controladas (premios y castigos), son más rápidas y eficientes. Sin embargo, a largo plazo, tiene más eficacia la motivación interna o autónoma, ya que funcionará sin necesidad de estímulos externos. Con el tiempo descubrirás que muchas veces uno está más motivado a hacer más cosas por el *otro* que por uno mismo.

2. **La motivación desde la valoración:** Nuestra capacidad de valorar es una de las cualidades que más nos diferencia de los animales. A no ser que estén amaestrados o condicionados, la mayoría de los animales actúa desde su instinto, sin una valoración racionalizada de sus actos. Como humanos, estamos recibiendo estímulos para reaccionar de manera constante; sin embargo, solo si estos estímulos tienen un significado para nosotros, actuaremos. Por ejemplo, si una mosca vuela frente a una rana, si la rana tiene hambre, la atrapará instintivamente con su

lengua y se la llevará a la boca como almuerzo. Si yo veo a una mosca pasar lo más seguro es que la ignore a no ser que vuele cerca de tu comida, donde significará una amenaza y donde, sin duda, actuaré para espantarla o intentar matarla. En general, actuamos movidos por lo que valoramos.

3.   **La motivación desde nuestra capacidad de decisión:** No importa cuán adoctrinados estemos en un tema; salvo que seamos animales o que tengamos algún problema biológico que inhiba nuestro funcionamiento cerebral, siempre tendremos capacidad de elegir si movernos o no. Obviamente, si estamos acostumbrados a algo (amaestrados o sobornados), nos costará más decidir algo distinto. Pero entre más conscientes seamos de esta libertad y más la usemos, más podremos hacer o dejar de hacer desde nuestra voz imparable.

-

La etimología de la palabra «motivación» viene del latín *motivus* (motivo) es la causa del movimiento o lo que induce a la acción. A su vez viene del verbo *moveo* que significa mover (Vox, 324). Se compone de *motivus-*, causa + el sufijo *-ción,* acción (causa + acción).

Motivación: conjunto de factores internos o externos (razones, deseos, necesidades, gustos, impulsos o intereses) que determinan las acciones de una persona y la llevan a actuar de cierta manera. La motivación es direccionada por nuestra valoración personal del *motivo* y se ejecuta desde nuestra capacidad de decisión. Hablar de *motivación* implica admitir la existencia de su contraparte, la *desmotivación*, que surge como respuesta a la falta de *motivos* o razones para realizar una acción.

Motivación:

____

____

____

____

____

____

N Naturaleza

No sé si fue por el ambiente en el que crecí, o simplemente por las experiencias que viví, que no asimilé hasta mi edad adulta la luz de la palabra *naturaleza*. Me desarrollé en un contexto completamente urbano. Los juegos del parque de mi barrio, al igual que sus edificios, eran de concreto. Las únicas plantas que recuerdo del edificio donde vivía eran unos geranios rojos, casi marchitos, parqueados en un espacio mezquino que sin duda le había sobrado al arquitecto del edificio al proyectar el estacionamiento de visitas.

Mi papá, por su lado, un día mandó encementar las zonas arboladas de la vereda porque, según él, «los árboles demandaban demasiada atención» y él decía no tener tiempo para eso. Entonces el *patio* de mi infancia fueron las escaleras marmoladas que unían el piso de mi departamento con el de mi vecina. Dentro de mi departamento las plantas eran de adorno, no recuerdo nunca haber visto a mi mamá cuidarlas. Sin embargo, me desarrollé con «normalidad» sin sentir en mi crecimiento la ausencia de la luz de la palabra *naturaleza*, ni la necesidad de entender su poderoso significado.

*

Durante mi formación como arquitecta, la palabra *naturaleza* adquirió nuevos matices que me crearon interés en profundizar en su significado. Este concepto se volvió para mí un sinónimo de:

- **Respeto:** Aprendí que los fenómenos naturales podían causar tragedias humanas, como terremotos, inundaciones, tsunamis, huracanes, etcétera. Por lo tanto, como profesional, era indispensable conocer a fondo estas fuerzas para calcular y diseñar estructuras que pudieran resistir posibles fenómenos.

- **Belleza:** La naturaleza se volvió una fuente de inspiración mediante el estudio de sus proporciones. Era un referente de armonía, estética y equilibrio, por ejemplo, en la proporción áurea, la sucesión de Fibonacci, y en los patrones de crecimiento de algunas estructuras celulares, como los panales de abejas; así como los patrones logarítmicos que resultan en formas visualmente atractivas, como en los caracoles, las conchas marinas, las galaxias, los espirales de torbellinos en el agua y en las redes fractales, etcétera.

- **Sabiduría:** El estudio de los distintos sistemas naturales se convirtió en una fuente de conocimiento y admiración para comprender mejor el mundo y su funcionamiento. Por ejemplo, para entender la integración de sistemas estructurales, eléctricos e hidráulicos en un edificio, solíamos tomar como referencia el cuerpo humano y sus maravillosos sistemas operativos, perfectamente integrados. También la naturaleza ha sido una fuente metáforas para concebir la vida: verla como un río con destino fijo o para ilustrar distintos procesos de crecimiento, entre otros.

Con los años empecé a sentir un genuino interés por las plantas. Estos organismos vivos desarrollaban su crecimiento de manera fascinante y sostenible. Me maravillaba ser testigo de la magia del inicio de vida a partir de una semilla diminuta y, en apariencia, insignificante. Así, a paso humilde, empecé a conectar con este mundo aún desconocido para mí.

Cuando regresé a mi ciudad de origen al finalizar mis estudios, comencé a propagar mis primeros vegetales a partir de desechos de alimentos y compré mi primera planta: una albahaca. Mi mini *suite* se perfumó de su aroma y mis recetas recibieron su sabor particular. Me fascinaba la practicidad de poder tomar un par de sus hojitas para cocinar. También el tener plantas cerca me daba una cálida sensación de compañía. Sin embargo, a pesar de haber aprendido «algo» sobre el significado de la palabra *naturaleza* durante mis estudios, y de conectar de a poquito con las plantas, aún no había incorporado su luz a mi vida como algo *esencial*, en especial al desarrollo de mis relaciones interpersonales.

Después de graduarme, decidí especializarme en manejo de proyectos y me aferré a la certeza de que, al igual que los edificios que diseñaba, si todo lo que hacía estaba planificado y controlado, funcionaría bien. Tenía arraigada en mi personalidad una lógica de *otra naturaleza*, donde la rigidez y el control movían mi mundo. Proyecto que no funcionaba, lo arrancaba. Amistad que no era productiva, también la arrancaba. Priorizaba el valor del trabajo, el tiempo y la productividad y sentía que, en mi vida profesional y personal, ambos valores eran indispensables para ayudarme a progresar. Por lo tanto, vivía aplicándole esta lógica a todo y todos, ignorando que había cosas de distinta *naturaleza* que funcionaban bajo otras leyes.

*

Para ese entonces tu papá y yo estábamos en la mitad de nuestros veintes y aún éramos novios. Éramos polos opuestos para muchas cosas, pero disfrutábamos mucho el tiempo juntos y sobre todo nos queríamos bien. Yo vivía según mi planificación: trabajar la mayor cantidad, incluyendo feriados y fines de semanas, con tal de ahorrar en el menor tiempo posible lo suficiente para capitalizar y comprarme un departamento. Él era distinto. Jūnan vivía y disfrutaba el momento presente. Para él era inconcebible la idea de trabajar los domingos y menos aún para un proyecto ubicado en un futuro incierto. Sin embargo, su paciencia y su bondad infinita lo hacían querer acompañarme en mis planes de domingo: trabajar, mientras él cocinaba o veía alguna película.

Después de dos años juntos, un domingo por la tarde, Jūnan me sorprendió con un hermoso anillo y una inesperada propuesta de matrimonio. En ese instante sentí emociones encontradas: por un lado, alegría, pues amaba a Jūnan y no imaginaba mi futuro sin él; y por otro, frustración, ya que aquel sorpresivo gesto contradecía mi controlada planificación (amorosa), la cual incluía un paso indispensable: convivir antes de formalizar una unión permanente. Solo así podría asegurarme de que la vida en pareja funcionara. A pesar de mis convicciones, acepté su propuesta con la condición de que probáramos nuestra relación viviendo juntos antes de organizar una ceremonia de compromiso.

Al día siguiente, compartimos la noticia de nuestro compromiso con tus abuelitos y tu tía, pero les aclaramos que aquello no significaba aún el desenlace en una boda. Les dijimos que nos mudaríamos juntos y que, si en unos años todo marchaba como lo habíamos planificado, entonces sí nos casaríamos. La semana siguiente nos trasladamos lejos de la ciudad donde vivíamos. Yo comenzaría a trabajar como residente de obra en la construcción de mi primer edificio, y él continuaría con su trabajo de forma digital. Al mes de nuestra convivencia, recibimos la inesperada noticia de que mi hermana se mudaría a Europa con su familia en apenas 4 meses.

No estaba en mis planes adelantar mi matrimonio un año y medio, y mucho menos planear uno de los días más importantes de mi vida sin una de las personas más valiosas para mí. Así que, una vez más, cambié mis planes y acepté la propuesta de mi hermana de llevar a la boda antes de su viaje. Desde el lunes siguiente, mi novio y yo organizamos, de forma remota y con la ayuda de mi familia, una boda exprés.

A pesar de que las estadísticas sugieren que las cosas al apuro *no salen bien*, nuestra boda fue la excepción, en gran parte gracias a la ayuda de mi familia y, en especial, de mi hermana. Sin embargo, era consciente de que todo había sucedido con demasiada celeridad y sentía la necesidad de recuperar el tiempo de convivencia que no tuve con mi pareja antes del matrimonio. Así que, para retomar mi plan de control absoluto y asegurar el éxito de mi *proyecto*, al mes de casarnos le pedí a mi pareja que empezáramos terapia conyugal.

—¿Cómo? ¡Pero si estamos recién casados! ¡Aún no tenemos problemas! —me dijo mi nuevo y flamante esposo.

—No, aún —respondí—. ¡¿Has visto las altas estadísticas de divorcio?! Tenemos que estar preparados —dije con seriedad y tono firme.

Había vivido de cerca tristes rupturas matrimoniales y uniones tóxicas, y temía, pues era consciente de haberme metido a construir un tipo de *proyecto* con altas probabilidades de fracaso. Quería armarme hasta los dientes, planificar y controlar todo al máximo para prevenir que esta construcción se derrumbase en el futuro.

Terminamos acudiendo a mi solicitada terapia de pareja. Sin embargo, la primavera que aún vivía nuestra relación, no creaba el ambiente propicio para tratar ninguna crisis. Vi que mi recurrente necesidad de prevención y control no eran aplicables en situaciones de esa naturaleza. Vivimos nuestros primeros dos años sin ningún *invierno* significativo, disfrutando de *veranos*, *primaveras*, *otoños*… notando cómo nuestra relación crecía.

En el panorama de «legalmente casados», empezamos a mencionar la idea de tener hijos. A pesar de que ser madre no era para mí un sueño idealizado, sabía que las probabilidades de que eso ocurriera pronto aumentaban con los meses y sentía que tenía que estar preparada. Así que decidí aumentar mi carga de trabajo para ahorrar el dinero suficiente como para no tener que trabajar durante mi primer año de maternidad. Cuidaba de cada detalle de mi matrimonio *planificado* para asegurarme de que todo siguiera saliendo *bien*.

A los dos años de casados, recibimos la hermosa noticia de que habías empezado a crecer detrás de mi ombligo. Durante esos 9 meses de embarazo también sembré mi primer huerto dentro de nuestro departamento. Tenía una gran variedad de plantitas comestibles: tomillo, orégano, albahaca, hierbabuena, cilantro, perejil y tomates.

Sin embargo, a pesar de que tu llegada fue planeada, todo lo que pasó después empezó a salirse del libreto: las hormonas no me permitían trabajar al ritmo que estaba acostumbrada, tu condición de bebé era bastante más demandante de lo que pensé, y mi conocido y planificado mundo *estéril* controlado artificialmente, colapsó.

Al año, el huerto también tuvo su primera crisis. Al parecer planté demasiada hierbabuena y resultó que su naturaleza narcisista la hizo apoderarse del mayor espacio disponible de sol, marchitando así al resto de plantitas. La hierbabuena se volvió «hierbamala» y arrasó con el resto de las jóvenes matitas. Ni modo, pensé. *Arranqué* todas las plantas y vacié el huerto aplicando un químico para matar raíces. Al mes rellené el huerto de tierra fértil y replanté, esta vez, solo albahaca y tomates.

Durante el primer año y medio de ser madre, la ausencia de sueño se juntó con mi caos hormonal y con el estrés de tu padre de sentirse proveedor, haciendo que ambos estuviéramos más irritables y propensos a pelear. Sentí como si un oscuro y tormentoso invierno se empezara a apoderar de nuestro hogar, marchitando nuestro matrimonio día a día. Las cosas no estaban saliendo como había planeado, y yo era consciente de que nuestra *edificación* se estaba derrumbando. Mes a mes, el invierno crecía y parecía no irse y yo me sentía marchitar viendo nuestra relación desmoronarse por el fuerte temporal. Este invierno creaba un ambiente tóxico para todos e imaginarte crecer en un ambiente así de tormentoso me consumía, así que un día decidí que lo mejor era cortar las cosas de raíz.

Siéndole fiel a mi naturaleza planificadora, busqué ayuda para realizar la demolición. En pocos días tenía agendada mi primera cita con un terapeuta familiar especializado en divorcios.

Recuerdo ese martes: llegué vestida de negro, como delatando la intención de muerte que iba a revelar en pocos minutos. Entré a su despacho, que parecía más bien la sala de algún colega arquitecto de muy buen gusto. Los últimos rayos de sol se colaban dentro de la sala, amplificando el brillo de las paredes lisas y blancas, e iluminando las 3 plantas que adornaban una estantería de libros. La ventana de hierro forjado negro, sin cortinas, revelaba un árbol de laurel creciendo frondoso y robusto.

—Buenas tardes, Dr. Pazmiño —le saludé, con la mano firmemente extendida.

—Bienvenida, Eva —me dijo. Estreché su mano. Luego, con la misma mano fría, me señaló el cálido sillón vestido de terciopelo verde.

Mi facilitador se sentó frente a mí en una silla Barcelona de cuero negro, con un cuaderno de notas y un esfero rojo, dándole la espalda al hermoso árbol al otro lado de la ventana. Entre ambos, una mesa de vidrio sostenía, con fragilidad, una caja de *tissues* en los que, en pocos minutos, derramaría mi tristeza.

Una vez ambos estuvimos sentados, empezaron las preguntas:

—Cuéntame, Eva, ¿en qué te puedo ayudar? —dijo con tono suave, como la textura del suéter azul marino que lo envolvía.

Yo, en cambio, ese día vestía de arrogancia y con tono soberbio, dije:

—Verá, doctor, vengo porque me voy a divorciar y como he escuchado que es un proceso difícil, quisiera su ayuda para hacerlo de la manera más práctica y menos dolorosa posible.

Pude notar que, mientras respondía, sus músculos faciales se iban tensando, sus ojos se iban abriendo, hundiendo, sumiéndose en el asombro.

—Ok. —Respiró hondo—. Entiendo que tu problema se llama «divorcio» y necesitas ayuda con eso, ¿correcto?

—Correcto, doctor —asentí con todo el cuerpo.

—Cuéntame, Eva, ¿tienes hijos?

—Sí, doctor, mi Clara, de 1 año y medio.

—Entiendo —dijo en voz baja —. Querida Eva, veo que eres una mujer inteligente por haber tenido la iniciativa de buscar ayuda profesional en un proceso tan complicado como lo es un divorcio. Sin embargo, no sé qué tan inteligente será preferir resolver 100 problemas, en vez de uno solo.

Mis ojos empezaron a pesteañar, usando mi TOC como escudo para proteger a mi atención de la dureza de sus palabras. Suspiré.

—Verás, Eva, ahora tu único problema es una crisis matrimonial, y a no ser que venga de una raíz de toxicidad extrema, tu relación sí se puede salvar. Entonces, dime tú qué prefieres:

¿aprender a solucionar tu crisis matrimonial… o divorciarte, arrancando el nido que da estabilidad a tu hija y que, luego, te ayude a solucionar los 100 problemas que vendrán con esa decisión?

Me quedé pensando en silencio, tapándome la boca con la mano. No tenía planeadas este tipo de preguntas en una primera cita. Escuchar esta nueva perspectiva me había tomado desprevenida.

—¿A qué te dedicas? —preguntó ante mi largo silencio.

—Me especializo en planificación de proyectos. ¿Por qué? —pregunté con tono ofendido.

—Me imaginaba —respondió alzando sus cejas—. Porque estás tratando a tu matrimonio como un *proyecto más*, como algo inerte que, si no funciona, se le demuele. Verás, un matrimonio es algo vivo y la naturaleza de lo vivo opera bajo distintas leyes que el resto de las cosas. Al haber convertido a tu esposo en padre de tu hija, lo convertiste en familia, un organismo vivo cuya naturaleza es la aceptación, el fortalecimiento y el crecimiento. Sin importar la estación por la que atraviese, *a la familia NO se la arranca*.

Su última frase hizo eco en lo más profundo de mi amígdala cerebral, abriendo la llave de las glándulas bajo mis ojos, aflorando un estallido de lágrimas amargas. Comencé a llorar como si me estuviesen arrancando un pedazo de piel.

—Te propongo algo.

—Dí-dí-dí-ga-me… —enuncié, tartamudeando con dificultad, entre sollozos.

—Dame 6 meses para empezar a revivir a tu planta. Si en 12 sesiones, tuyas y de tu esposo, no ves progreso en tu relación, te ayudo sin costo a cortarla de raíz. ¿Te parece?

—Oo-oo-ok —dije, asintiendo con el rostro humedecido, como quien ya no tiene nada que perder.

—Listo. —Anotó en un papel una fecha y una hora de la semana siguiente—. Aquí está la próxima cita. Por favor, que tu esposo venga solo.

Salí de la cita derrumbada.

¿Sería que además de mi naturaleza controladora, estaba emulando inconscientemente el pasado de mis allegados? Ellos, que cuando lidiaron con situaciones de naturaleza similar, situaciones donde las cosas no iban según lo planificado, optaban por arrancar para así acabar con sus problemas de raíz…

- Como mi abuelo, a quien la noticia de la llegada de mi padre le tomó por sorpresa. No estaba en sus planes conyugales tener un hijo de otra mujer que no fuera su esposa, entonces arrancó su existencia de su vida.

- Como mi primo, a quien la noticia de la llegada de su hija también lo tomó por sorpresa. No estaba en sus planes construir un hogar o permitir que alguien que no fuera él ocupase un papel protagónico en su vida. Esto desvalorizó la relación con su hija e hizo que decidieran arrancarse uno al otro de sus vidas.

- O como mi papá, a quien un día le llegué con actos «incorrectos» que estaban fuera de los planes y valores de nuestra familia, y no encontró mejor forma de solucionar el tema que arrancarme de mi hogar durante un año entero.

Hasta ese punto, no me había preguntado lo inútiles que habían sido todos esos actos de *arrancar*. Ninguno solucionó nada de raíz. Lo único que esos actos hicieron fue un cambio superficial, un maquillaje *placebo* que en paralelo tejió heridas de fondo que inhibieron el crecimiento y fortalecimiento de las relaciones sembradas.

*

Querida Clara,

Con esta historia tal vez entiendas por qué me ves cada día cuidar de mis plantitas dentro de nuestra casa. O por qué contraté una especialista en horticultura, después de matar a todas las plantas de mi segundo huerto, para que me enseñara cómo cultivarlo de manera sostenible. O por qué pedí un libro de orquídeas como regalo de Navidad. No dejo de aprender y maravillarme con la sabiduría de la naturaleza y su similitud con el desarrollo de las relaciones humanas.

Hace 10 años que este *Proyecto Planta*, mi matrimonio, no solo sigue creciendo, sino que se convirtió en el pilar de mi vida y tu núcleo familiar. Entendí que mi matrimonio no era un proyecto basado en la planificación y el control, sino algo vivo cuya naturaleza de crecimiento y expansión funciona desde la aceptación, la consideración y la libertad. Comprendí que este organismo opera bajo leyes distintas a las reglas de mis proyectos inertes: aquí no hay un control de tiempo lineal y rígido, sino una percepción cíclica del fluir a través de distintas estaciones. Aquí no hay dictámenes, sino cooperación de ideas y acuerdos que se construyen en el proceso. Aquí nos apoyamos a crecer desde nuestra propia naturaleza, aquí vemos lo mejor del otro *y nos nutrimos* desde la abundancia del amor, la empatía, el respeto y la gratitud. A pesar de tener raíces distintas, hemos comulgado en una misma naturaleza que es el bienestar de ambos y de nuestra familia.

Agradezco haber aprendido a respetar su valor innato y a cultivar una relación sana de crecimiento mutuo, donde ambos conocemos que la esencia de nuestra relación parte de la fluidez y no del control. Los inviernos y las tormentas nos siguen visitando de vez en cuando, pero el cuidado y crecimiento de manera sostenible de nuestro *proyecto* a lo largo de diversas estaciones ha hecho que esta *planta* crezca cada vez más sana y robusta. Además, el actuar juntos durante momentos difíciles ha logrado mantenernos íntegros durante distintos retos.

El mundo a nuestro alrededor cambia sin cesar y hemos aprendido a aceptar que no tenemos el control absoluto de nada exterior. Sin embargo, sé que, si seguimos creciendo juntos desde la valorización del bienestar propio y mutuo, como familia, «sin arrancarnos», todo estará bien.

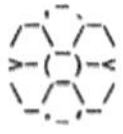

Etimológicamente, la palabra «naturaleza» tiene raíces en el latín *natura*, que significa modo de ser, temperamento y orden natural (Vox, 331). En griego, el equivalente es φύσις (/phýsis/), que denota la realidad primera y fundamental, así como el principio y causa de todas las cosas. Este término se utilizaba para describir la naturaleza intrínseca de todos los objetos en el universo y estaba relacionado con el proceso de crecimiento y desarrollo de los seres vivos (Marcolongo, 46).

Naturaleza: esencia intrínseca y principio fundamental de los seres vivos y las cosas en el mundo. Objeto, material o inmaterial, cuya esencia se fundamenta en el crecimiento y el desarrollo desde la libertad, la aceptación, el bienestar y la fluidez. Simboliza también el alma de ciertos «proyectos» que dejan de funcionar bajo el control excesivo. Pueden traer complicaciones al ser arrancados, pero se fortalecen al atravesar diversas estaciones.

Naturaleza:

Ñ   Ñaña

El reloj marcaba las 8:00 a. m. cuando el juez inició la audiencia. Al verlo ponerse de pie tras su imponente escritorio de roble sólido, sentí mis rodillas temblar sin control, mis axilas sudar y mis manos humedecer todo lo que tocaban.

—Se declara abierta la sesión, procedemos a escuchar la acusación —dijo el magistrado con un tono tan intimidante como solemne.

—Yo, Ernesto Sánchez González, acuso a Eva Sánchez Valdivia de las siguientes transgresiones morales:

»Primero, deshonrar el honor y el buen nombre de la familia al realizar actividades permitidas solo a los hombres de la casa.

»Segundo, elaborar mentiras e injurias para conseguir sus objetivos.

»Tercero, infringir y burlar mi autoridad para hacer su voluntad.

»Cuarto, primar su relación amorosa por encima de la familiar.

Mientras mi padre leía mis acusaciones, el juez levantaba las cejas de su arrugada e interminable frente con asombro patriarcal. Antes de llevarse la mano a la cara en señal de desesperanza, lo escuché decir en voz baja: «¿Cómo es posible que una joven de 18 años haya sido capaz de tanto…?».

Acto seguido, el juez procedió a leer su veredicto, obviando injustamente la deliberación, las pruebas o los testimonios de mi defensa…

—Por el poder que la Ley de Autoridad Familiar me otorga, declaro a la acusada culpable absoluta de todos los delitos que se le imputan. Le impongo, por lo tanto, la siguiente sentencia de manera perpetua:

»Expulsión total de su hogar, sin derecho a retirar ningún artículo personal del mismo.

»Separación familiar inminente. Queda prohibido el contacto físico o verbal con cualquier miembro de su núcleo familiar.

»Supresión de cualquier intento de ayuda económica o soporte psicológico por parte de cualquier familiar de la sentenciada.

»Restricción total de apoyo emocional y económico para su bienestar, manutención y/o educación.

»La acusada ha fallado, y eso, no se perdona.

*

Me desperté de mi sueño desubicada y asustada; eran las 5:00 de la mañana y aún no amanecía. Me tomó algunos minutos reconocer la habitación donde había dormido esa noche. Habían pasado 4 meses desde que me habían botado de mi casa para cumplir mi sentencia; era el día 120 de no saber dónde iba a dormir esa noche, cómo iba a hacer para pagar mi universidad, qué iba a comer o qué iba a hacer con mi vida… A pesar de que mis delitos eran irreversibles, sentía un dolor profundo por no haber podido comunicar mi versión de los hechos, así que esa mañana decidí escribir mi testimonio:

—Señores del juzgado, déjenme contarles mi versión de la historia…

Todo comenzó con mis instintos que, en ese punto, para mí, no eran ni altos ni bajos; solo *sentires* que afloraban desde mis hormonas adolescentes de manera natural. Cuando conocí a Damián sentí una atracción física inmediata: fue como contemplar a un animal exótico cuyo magnetismo no podía explicar y aunque su belleza me atraía e intrigaba, debo admitir que su excentricidad me daba cierto temor. Él migró de Colombia a Quito cuando era niño, y eso marcó su personalidad volviéndola rebelde, abierta, caliente y caribeña, algo que contrastaba tajantemente con la tierra fría, cerrada, andina y *curuchupa*[2] a la que se mudó. Era uno de los chicos más atractivos y populares de mi entorno, por ende, lograr que se fijara en mí me hacía sentir popular y atractiva.

Lo conocí en el colegio a mis 16 años y me mostró un lado del mundo sumamente divertido, el mundo de la irreverencia, de romper las reglas, de burlar la autoridad, de los placeres sencillos y los besos prohibidos… aunque también de la toxicidad, la manipulación y las mentiras.

En ese entonces, mi ñaña ya no vivía con nosotros en casa de mis papás. Sin querer, me dejó en posición de hija *única* y, a pesar de llevar una vida «buena» y acomodada, la sentía muy aburrida. Yo tenía una relación superficial con mis papás porque interactuábamos poco: ellos trabajaban todo el día lejos de casa, llegaban cuando caía la noche a cenar y dormir; la poca comunicación que manteníamos se extinguió por completo durante una cena, cuando mi padre respondió a una de mis preguntas existenciales con la siguiente frase:

—Te haces esas preguntas incoherentes porque lo tienes todo. Si te hubiese tocado trabajar desde pequeña, como yo, no tendrías pensamientos tan inútiles…

Sentí sus palabras como cuchilladas. Yo no elegí nacer en una familia acomodada, ni menos aún decidí no necesitar trabajar para sobrevivir; según yo, era una adolescente coherente con mi realidad: responsable y buena alumna. En las tardes estudiaba italiano, conversaba con la empleada doméstica, hacía

---

[2] El término *curuchupa*, de origen quechua, se emplea en Ecuador como sustantivo o adjetivo para describir una tendencia política conservadora y de marcado fundamentalismo religioso.

voluntariado social cuando podía, leía, filosofaba, escribía, pensaba y me cuestionaba mucho todo.

Mis fines de semana antes de conocer a Damián consistían en ir a comer al restaurante que se le antojara a mi papá, ir al teatro o hacer viajes cortos para mimar a mis sobrinas. Damián llegó a mi vida a inyectarle la diversión y los placeres de los que carecía: aprendí a tomar transporte público y así sentir a la ciudad como mía, a mentir para poder irme de paseo con él los fines de semana, a asistir a fiestas clandestinas y a estrechar lazos con personas de distintas realidades culturales y económicas.

A pesar de que nuestra atracción sexual siempre estuvo presente, yo quería respetar el cumplir mi mayoría de edad para hacer «cosas de grandes». Tenía antecedentes muy cercanos de embarazos no consensuados y quería empezar a vivir mi sexualidad de manera sana y cuidada, sin el susto de un embarazo «sorpresa». Quería honrar mi rol de ser la primera mujer en mi linaje familiar que no iba a llegar virgen a su matrimonio, y quería hacerlo «bien», así que hice cita con una ginecóloga 4 meses antes de mi cumpleaños 18 y me empecé a cuidar con pastillas anticonceptivas. Damián sabía del tema y respetaba mis tiempos, pero también era coherente con sus instintos. Yo soñaba con que mi primera vez fuera con alguien que me quisiera y respetara así que, después de tener una relación sentimental con Damián durante casi 2 años, sentí que él era la persona correcta.

Recordé que, años atrás, mi primo, a sus 18 años, les pidió a mis abuelitos su casa de la playa para irse a pasar unos días con su novia. Ellos, orgullosos de la «masculinidad» de su nieto, con gusto se la prestaron y mi papá incluso se ofreció a darle su auto para el viaje. El machismo en mi familia era un fantasma presente pero innombrable. A pesar de sentirme igual o más capaz y madura que mi primo, tenía arraigada la idea de que, por carecer de genitales externos, tenía privilegios limitados, y, por ende, era impensable pedirle a mi abuelito su casa para irme con mi novio de paseo. Mucho menos se me habría ocurrido pedirle a mi papá su carro para mi aventura. Y a pesar de que el destino iba a ser el mismo que el de mi primo, supe que mi camino debía ser distinto.

Damián y yo pasamos semanas maquinando el plan, evaluando todos los posibles escenarios para consumar nuestro deseo sin ser descubiertos.

El Objetivo: Celebrar nuestro segundo año juntos pasando unos días solos en la playa.

El Plan: Semanas antes, les mencionaría a mis padres que mi amiga de la infancia, Ángela, tenía una casa en la playa cerca de la casa de mis tíos y que, estaría en la playa la semana que íbamos a visitar a nuestros familiares. Les pediría a mis padres extender mi viaje para poderme quedar unos días con mi amiga mientras ellos regresaban a la capital. Por su lado, mi «Romeo latino» viajaría por su cuenta a la ciudad costera para esperarme y juntos viajar al mar.

*

El tercer día de paseo familiar iba bien, pero aún no lograba obtener la aprobación de mi padre para quedarme más días en «la casa de playa de Ángela». La inmadurez de mi cerebro adolescente no me permitía aún entender el concepto vital de *el que muestra mucha hambre, no come.* Y con mi terca insistencia, logré que mi papá se opusiera por completo a mi deseado objetivo. Mi mamá, en ese entonces, era aún prisionera del fantasma del machismo y, en cuestión de permisos, no tenía ni voz ni voto.

Me quedaban menos de 24 horas para encontrar una solución y no veía salida. Esa noche hablé con Damián y le conté lo ocurrido.

—Eva, no te des por vencida, debe haber una manera. No estás intentando lo suficiente, tú siempre me dices que lo que se quiere, se puede…

—La verdad es que sí quiero, pero las cosas no están fluyendo y mi papá, aparte de cerrado, se muestra muy molesto cada vez que le menciono el tema. ¿Será que sospecha?

—No, eso ni pensar, tú y Ángela son amigas desde el kínder.

»Se me ocurre que mañana, cuando vayan al aeropuerto, te olvides a propósito tu maleta con tus documentos en la casa de tu tía. Así tu papá no tendrá otra opción que dejarte.

Al día siguiente me desperté nerviosa pero feliz, pues veía una luz de posibilidad ante el bloqueo de mi padre. Nos vestimos y nos alistamos para tomar el vuelo de regreso a Quito. Al embarcar las maletas en el aeropuerto, le dije a mi mamá, con falsa cara de asombro, que me había olvidado mi mochila con mis documentos en la casa de mi tía.

—¡Ay, Eva!, ¡¿cómo es posible?! —dijo mi mamá enfadada.

—No nos da tiempo de volver y sin documentos no puede viajar —respondió mi tía, y al escucharla sentí una dosis de alivio irrigarse por mis venas. Pensé que debido al olvido se verían obligados a darme permiso.

Mi papá ya estaba dentro del aeropuerto y no supo de mi «incidente». Mi mamá se despidió con un beso en la frente y su ritual de imposición de manos para darme la bendición (sin saber que ese sería el último contacto que tendríamos en mucho tiempo). Sentí alivio por no despedirme de mi papá, pues seguro me haría sentir miserable por mi olvido.

En el carro, mi tía y yo íbamos de camino a casa cuando sonó su celular en el altavoz: era mi papá…

—Cuñada querida, Milda me contó del «olvido» de Eva, pero logré cambiar su vuelo para mañana a las 9. Por favor, tráigala al aeropuerto, yo personalmente la retiraré —dijo mi papá con tono amable pero firme.

Al escuchar esas directrices, sentí mi cuerpo helado a pesar de los 35 grados de temperatura del ambiente. Era el fin de mis ilusiones. Sentía inmensa culpa al pensar cómo le iba a explicar a mi amado el fracaso del plan.

Dejé pasar un par de horas, esperando a calmarme antes de llamar a Damián; sin embargo, cada minuto que transcurría, hinchaba mi ansiedad. Le llamé en secreto antes de que una ola de angustia me explotase en el pecho.

—Amor, disculpa, no funcionó el plan. Mi papá quiere a toda costa que vuelva y ya me cambió el vuelo para mañana. Perdón —dije rompiendo en llanto.

Mi pena nacía de sentirme como un barco acorralado entre los arrecifes y las rocas, ya que, sin importar la decisión que tomara, iba a causar lesiones.

—No puedo creer que te vayas a dejar mandar por tu papá, Eva. Esperaba más de ti. Ya tienes 18 años y no es posible que aún no seas capaz de decidir por ti misma.

Sentí sus palabras como puñaladas. Era cierto, había sido una niña «buena» toda mi vida. ¿Hasta cuándo iba a tener que obedecer todo lo que se me imponía? Por primera vez quería sentirme libre de decidir por mí misma, romper las cadenas de autoridad patriarcal con las que habíamos vivido las mujeres de mi casa, limitantes, llenas de favoritismos a los hombres y de oídos sordos a razones o verdades universales.

A pesar de que hablar de los *errores* del pasado era un tema tabú en mi casa, recuerdo alguna vez haber alcanzado a escuchar que mi madre se había escapado de su internado de monjas para irse con mi padre de paseo. ¿Acaso mis padres no habían sentido lo mismo que yo? ¿No habían preferido también, en su juventud, irse de paseo con su pareja que con sus padres? ¿No habían sentido una necesidad biológica, casi inevitable, de explorar su sexualidad en libertad a sus 18 años, sin sentimientos de culpa?

Esa noche no dormí. Pasé entre lágrimas, escritos y penas descifrando la decisión correcta. A pesar de mi debilidad por la tristeza y la falta de sueño, aún percibía algo fuerte en mí. Sentía la necesidad de decidir, de descubrir mis propios límites, de conocer el alcance máximo de mi voluntad, de saber hasta dónde podía llegar mi deseo de conseguir mi propósito. Era como si toda la vida hubiese manipulado un elástico con miedo y cautela y hoy necesitaba saber qué ocurriría si lo estiraba con toda mi fuerza, lo más duro posible.

La mañana siguiente empezó sin que sintiera su inicio. Tomé un baño rápido y desayuné con mi tía sin decir palabra. Sabía que ella podía percibir mi frustración, pero al igual que el resto de las mujeres de la familia, prefería callar lo incómodo e importante y hablarme de lo obvio.

—Eva, yo sé que tienes muchas ganas de ir con tu amiga, pero te aconsejo que le hagas caso a tu padre. Él quiere lo mejor para ti y es bueno siempre obedecer a los padres.

Sentí las palabras de mi tía completamente vacías, como recitación de poema escolar aprendido de memoria. ¿Qué era bueno o malo? ¿Hasta qué punto uno tenía que obedecer *siempre*?

Llegamos al diminuto aeropuerto del pueblo costero antes de las 7:00 de la mañana. Parqueamos rápido y mi tía se bajó conmigo y se aseguró de que me registraran en el vuelo.

—¿Va a registrar equipaje, señorita? —me preguntó la chica del mostrador.

—No, gracias, lo llevaré en la mano —le respondí con firmeza.

—Eva, no puedo quedarme porque tengo una reunión temprano en el trabajo, pero cuídate, mi hijita, pórtate bien —me dijo mi tía, y se despidió con la misma coreografía de manos que mi madre para darme la bendición.

Subí al avión sintiendo ahondarse mi derrota con cada escalón que pisaba. Sabía que irme detonaría la ruptura definitiva con Damián. Me humillaba pensar que una vez más mi papá se saldría con la suya, enterrando mi voluntad con la de mi madre en una sumisión absoluta bajo sus leyes castrantes.

Pensé que, para ese instante, el carro de mi tía ya debía estar muy lejos del aeropuerto. Pero en un segundo de lucidez irracional, se me ocurrió lo inimaginable… Tomé mi maleta y le dije a la azafata que tenía una emergencia y que necesitaba descender del avión. Bajé a toda prisa y con el poco dinero que tenía llamé a Damián para contarle orgullosa la hazaña más importante de mi vida hasta ese instante.

—Amor, ven al aeropuerto, urgente. ¡Me escapé!

—Siempre supe que lo lograrías, Eva.

En lo que parecieron pocos minutos, vi a Damián acercarse en un taxi al aeropuerto para retirarme e ir juntos a tomar el bus que nos llevaría a nuestro destino. Sentí la calidez del abrazo de Damián y por un microsegundo pensé que había hecho lo correcto.

Viajamos 2 horas en bus hacia la playa y, antes de dormirme, recé porque cuando viese el mar lograse relajarme y empezar a disfrutar. Me despertó el olor a sal y un beso de Damián diciéndome al oído que debíamos bajar del bus.

Dejamos las maletas en una habitación con cama matrimonial del hostal y caminamos descalzos sobre la arena hasta un restaurante. A pesar de las delicias gastronómicas, yo me sentía llena de preocupación y no tenía apetito para probar bocado. La marea de cortisol en mi cuerpo había bajado y poco a poco había empezado a salir a flote un inmenso sentimiento de culpa.

—¿Qué te pasa, Eva?, te noto rara —me dijo Damián.

—¿Qué crees que habrá pensado mi papá cuando no me vio descender del avión?

—Seguro cree que te fuiste a la playa con Ángela como le habías dicho. Pero tranquila, máximo un mes de castigo y seguro se le olvida y todo vuelve a la normalidad —dijo mientras sostenía una cerveza. Yo, después de escucharlo, rezaba en silencio pidiendo que lo que decía se hiciera realidad.

Esa noche, Damián me llevó a una discoteca para bailar y olvidarme de mis penas, pero por primera vez en mi vida no quise pisar la pista. Me inundaba una ansiedad paralizadora.

Mientras mi novio se hacía amigo del barman y se palanqueaba unos *shots* gratis, yo salí del lugar para buscar un teléfono. Necesitaba saber qué había pasado, así que le marqué a la única persona que sabía la verdad además de Ángela: mi ñaña.

—Ñañita, buenas noches.

—Eva, ¿dónde estás?, mi papá está que te mata. Ya se enteró de todo. Después que no te vio llegar en el avión, fue inmediatamente a la casa de Damián y la empleada le dijo que se había ido a la playa…

—¡Uy, no me digas! ¡Ahora sí me fregué!

—Sí, Eva, ya te fregaste. Mi papá dice que no te quiere volver a ver, que si fuiste capaz de desobedecerle, entonces estás lista para tomar todas las próximas decisiones de tu vida sin su apoyo. Yo de ti, tomo el primer vuelo de vuelta y empiezo a buscar trabajo, porque de esta no te salvas. Te lo digo por experiencia. También nos prohibió volver a hablar contigo o prestarte dinero. Lo siento, Eva, pero debiste pensar en las consecuencias; ya no puedo seguir hablando contigo, tengo que cerrar.

Sentí las palabras de mi ñaña aplastarme como si un edificio se me derrumbara encima. Esta vez, el olfato de detective de mi papá, y la astucia de la que tanto me había enorgullecido en el pasado, habían jugado en mi contra.

Regresé a la discoteca pálida, con los ojos desorientados y sintiendo mi alma a la deriva. Caí en la cuenta de que mi *heroico* acto de fuerza había roto el elástico que mantenía a flote mi conexión familiar y con ello había empezado a hundirme... y eso no se podía reparar.

Damián corrió a mi encuentro y al observar mi estado de embarcación naufragada me llevó al hostal. Al ver la cama, me tumbé a llorar... ¡¿Qué había hecho?!

Esa noche sí tuve mi «primera vez»... pero de hundirme..., de sentirme sin piso, huérfana y sola; de sentir que por haber fallado, había dejado de ser digna del amor de mis seres más cercanos. Era la primera vez que logré fusionarme con la equivocación, convirtiéndome en la personificación del error.

*

Los días, semanas y meses que siguieron a esta tragedia no fueron mejores. Cuando regresé a Quito me tocó ir a buscar trabajo con ropa de playa y los ojos hinchados. Con mi trabajo de mesera pude pagarme mi comida de esa noche. Esa ciudad que me había visto crecer y había sido testigo de tan estrechas relaciones amistosas, ahora me daba la espalda. Hablé con varios amigos, pero debido a mi condición de *hija rebelde* ninguno de sus padres los autorizaba a recibirme en su casa. Esa noche dormí en el piso de la sala de una compañera de trabajo que había conocido ese día. Así viví mis primeros 4 meses de orfandad e inestabilidad absoluta: apoyada en la generosidad inesperada de personas que supieron abrirme sus brazos y casas cuando más lo necesitaba. A todas esas personas, mi gratitud infinita.

Sumergida en el agitado remolino en el que se había convertido mi vida desde mi hundimiento, no tenía tiempo para Damián, así que nuestra relación se fue desgastando. Un día me propuso matrimonio diciéndome que ya había hablado con su mamá y que si nos casábamos podríamos vivir juntos en su casa. ¿Mantenidos por mi suegra? Ni loca. Esa nueva realidad me hizo darme cuenta de que Damián no era la persona que quería como compañero de vida. A pesar de ser un hombre 2 años mayor que yo, divertido y apuesto, vivía de mentiras, de vagancia académica y de la dependencia económica absoluta de su madre. Por la experiencia que estaba viviendo en carne propia, ratificaba que todas esas cualidades eran contraproducentes para salir adelante en la vida adulta. Así que, a pesar de que resultaba tentador saber que tendría techo seguro, rechacé su propuesta.

Averigüé becas en las universidades más económicas de la ciudad, pero según calculé, así obtuviera una y lograse ahorrar más de la mitad de mi sueldo de mesera, no alcanzaría para continuar pagándome la carrera de arquitectura. Así que conseguí un segundo trabajo. Estudiaba arquitectura por mi cuenta de 6 a 7:30 a. m. para no perder el ritmo, trabajaba de 8:00 a. m. a 5:00 p. m. vendiendo productos naturales y de 6:00 p. m. a 1:00 a. m era mesera. Estimaba que con ese ritmo y mucho *ñeque*[3], en 6 meses

---

[3] El término *ñeque*, de origen quechua, se utiliza en Ecuador como sustantivo para expresar fuerza, coraje o valor.

podría ahorrar lo necesario para estudiar 1 semestre de universidad y así, turnándome entre estudio y 2 trabajos *full-time*, lograría, en 9 años, graduarme de arquitecta. Iba afrontando la dura realidad de mi nueva vida. Lo único que no superaba era la falta que me hacía abrazar a mi madre y conversar con mi hermana.

*

—Respetables señores del juzgado, eso es todo cuanto puedo decirles en honor a la verdad. Admito que me equivoqué, pero ¿quién no lo hace? No justifico mi delito de recurrir a la mentira para lograr mis objetivos, pero me daba mucho miedo decir la verdad. Jamás quise dañar a nadie ni actuar de manera inmoral, solo fui coherente con mi realidad adolescente. Jamás quise provocarle sufrimiento a mi madre o decepción a mi padre. Lo lamento. *Juro que soy una persona buena, pero sobre todo humana y esta vez cometí un grave* <u>error.</u>

*

Al día siguiente de escribir mi testimonio, recibí una llamada en mi trabajo.

—Aló, ¿quién es? —dije con tono asustado.

—Eva, ¿cómo estás?, te he buscado por todas partes. Por Ángela pude conseguir el número de teléfono de tu trabajo. Necesito verte urgente, almorcemos hoy, ¿puedes?

—Hola, ñañita, ¡qué sorpresa!, claro que sí, ¡¿qué pasó?! —le dije sumergida en la duda.

—Cuando nos encontremos te cuento. Te veo en el lugar de almuerzos junto a tu trabajo a la 1:00 p. m.

Los 65 minutos de espera se me hicieron eternos, pensé que a uno de mis papás o mis sobrinas les había pasado algo grave.

Llegué al restaurante antes de la hora pactada.

Mi ñaña entró al restaurante pasada la hora, vestida entera de negro y luciendo gafas grandes y oscuras. Seguro alguien murió, pensé aterrorizada.

Antes de saludarnos, me dio un abrazo largo, cálido y sentido.

—¿Cómo estás?

—Ahí voy… —le dije tragando grueso y, sin poder evitarlo, derramé un par de lágrimas.

Me volvió a abrazar, asumiendo un rol de madre salvadora que, a pesar de que no le correspondía, a ella le nació.

—Sé, al igual que tú, lo difícil que es salir adelante sin apoyo. Nunca te hablé del tema, pero cuando eras pequeña viví lo mismo que tú. Desde entonces, nunca volví a la casa. En estos años he enfrentado una vida tan dura que no se la deseo a nadie, en especial a ti, a quien he visto crecer. Conozco la honestidad de tus luchas y es hora de romper lo que nos condena ante *el error*.

No pude responder. Mis ojos no paraban de llover tras oír las potentes palabras de empatía emanando de ese ser que tanto quería.

—Ayer, en la sobremesa del almuerzo en la casa de nuestros papás, toqué el tema y decidí enfrentar por primera vez a nuestro padre —me dijo con tono de suspenso—. Le dije que era inconcebible para mí eliminar a una persona de nuestras vidas por un error. Así fuera que tu falta haya sido grande, tenía la certeza de que *el error no es la persona*, y por ende equivocarse no podía significar arrancarte de nuestras vidas de forma definitiva.

—¡Uy, ñañita!

—Le dije que no iba a callar más ni a someterme a no hablarte ni apoyarte, que sabía que más que nunca nos necesitabas y que creía que la familia tenía que estar para los momentos duros. Y que, como tu única hermana, asumía el riesgo de que no me volvieran a hablar o me desheredaran por desafiar sus dictámenes.

Le dije también que hoy me iba a reunir contigo y que desde esta tarde ibas a vivir en mi casa y que te iba a apoyar y ayudar en lo que pudiera para que recapacites y retomes el camino del bien en tu vida.

—Ay, ñañita, ¡qué salvaje!, ¿y qué le dijo mi papá?

—Ni bien terminé con mi discurso, se levantó de la mesa y se encerró en su cuarto. Lo más seguro es que tampoco me quiera volver a hablar. Pero ni modo, aquí estoy, soy una mujer adulta y sé que hice lo correcto.

—Y mi mami, ¿qué dijo?

—Mi mami solo lloraba mientras me escuchaba. Después que mi papá se levantó fúrico de la mesa, se despidió dándome la bendición y me susurró al oído… «gracias».

*

Querida Clara,

Gracias a que *mi testigo* puso las manos al fuego por mí, tu abuelito entró en razón y después de unos meses me volvió a recibir en su casa; eso sí, con un castigo de privilegios que duró más de un año. Debo admitir que, en ese punto, ya no sabía si lo mejor era volver o no; sin embargo, en esa ocasión, preferí no usar mi fuerza para interponer mis decisiones y me dejé llevar por el cauce natural del río.

Nunca hablamos del tema y aunque eso me inquietaba, me consolaba con volver a abrazar a tu abuelita a diario y fortalecer aún más la relación con tu tía. A pesar de que las cosas volvieron a la «normalidad», yo nunca fui la misma. Me volví obsesiva con el estudio y el trabajo. A partir de esa experiencia vi que nada era seguro en mi vida, así que me apoyé en mi fuerza de voluntad para mantener mi autonomía económica, procurando sentirme a flote, por mis propios medios, en todo momento.

Jamás le guardé rencor a mi acusador, ni a tu abuelita… Quizás porque sentí que, a pesar de su dura sentencia, ésta sacó lo mejor de mí. Al final, pude empatizar con la severidad de mi acusador cuando me convertí en madre y reflexioné sobre su rigidez… y sobre el triste hecho de que él nunca tuvo a quién pedirle una primera o segunda oportunidad: nació huérfano de padre y este hecho sentenció su corazón, endureciéndolo como mecanismo de defensa para surgir en un mundo sin apoyos. Con respecto a la actitud de tu abuelita, me tomó incluso más tiempo hacerle justicia o, mejor dicho, dejar de juzgarla y valorar la fuerza oculta en sus silenciosas lágrimas y su inquebrantable contención para darnos, según su perspectiva, un hogar.

El discernir la luz de la palabra «ñaña» fue asimilar la importancia de tener apoyos y testigos en el camino, de buscar estar rodeada de personas que nos valoren por lo que somos, más allá de nuestros eventuales *errores*. También fue agradecer que existan personas como tu tía que, gracias a su valentía y determinación, fueron capaces de poner el pecho ante balas por causas justas y fomentar cambios sanos.

Esta experiencia fue una lección que, sin querer, me preparó para la maternidad y me hizo ser más consciente y menos severa contigo, procurando educarte sin castigos, hablarte de mis tropiezos de manera humilde y abierta, abrazarte cuando sientes que te has equivocado, y procurar mirarte desde tu esencia de luz, que brilla siempre más allá de tus *errores*.

-

La etimología de la palabra «ñaña» proviene del término quichua en Ecuador que significa *hermana* (Cusihuamán, 95). La oportunidad de este tipo de unión no nace solo de la causalidad de compartir con una persona los mismos padres, o al menos uno: sino que es algo que se construye.

Ñaña: es una persona con quien establecemos una estrecha relación sin necesidad de un vínculo de sangre. Esta conexión germina desde la aceptación, el amor incondicional y el compromiso mutuo a lo largo de una vida. Una *ñaña* es esa testigo constante de nuestro crecimiento y nuestra luz; quien siempre nos mira con empatía y con la certeza de que nuestro valor yace más allá de nuestros aciertos y/o errores. Este tipo de vínculos trascienden la *amistad*, luchan por nuestro bienestar y nos acompañan incondicionalmente a ser mejores sin imponer expectativas.

Errar: desviarse de la expectativa

Ñaña:

____

____

____

____

Errar:

____

____

____

____

O Ombligo

Un día de verano, llevaba ya más de 1 hora sentada en la antesala del ginecólogo, esperando a ser atendida. Ya había respondido todos los emails y mensajes de mi celular, pero el tiempo espeso se rehusaba a pasar. Leí de reojo el encabezado de una de las revistas que estaban en la mesa de centro: «¿Sabes el significado de tu nombre?». Yo sabía que mi nombre estaba asociado a algo bíblico, pero no conocía su origen, así que decidí sumergirme en su búsqueda para entretenerme durante la espera.

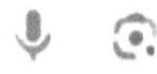

«Eva es un nombre propio femenino de origen hebreo, *Havva*, que significa: *Aquella que da vida*».

¡Dar vida…! ¡Qué profundo! –pensé–. Y de inmediato apareció en la primera plana de mi mente una imagen borrosa de la primera tocaya que conocí. Esa Eva mítica era el personaje principal del cuadro del vestíbulo de la iglesia a la que me llevaban mis padres los domingos cuando era niña. En esa intimidante pintura, estaban la joven Eva junto a su compañero, Adán, mirándose fijamente, desnudos e inmersos en un paisaje exuberante. Resaltaba, detrás de ellos, un árbol frondoso de tonos verdes selváticos. La humedad y calor del ambiente se percibían a través de la textura de los cuerpos. Del árbol asomaba su cabeza una amenazante serpiente, y Eva sostenía, nerviosa, la famosa manzana.

No había vuelto a ver ese cuadro en años y había olvidado partes de la obra por completo, así que lo busqué. El clic de la búsqueda disparó de inmediato la imagen de la pintura de Rubens, *Adán y Eva en el jardín del Edén*. También había olvidado la gran cantidad de animales presentes en la escena y que Adán no estaba parado, sino sentado junto a su compañera. Pero lo que más me llamó la atención fue que en el centro del cuerpo desnudo de mi tocaya, se mostraba la misma *cicatriz redonda* y tímida que adornaba mi abdomen desde el inicio de mi vida. Este detalle me dejó perpleja… Tanto la famosa *Havva* como yo compartíamos no solo el mismo nombre, sino que también poseíamos la misma marca redonda en el centro del cuerpo.

¡La Eva del paraíso también tenía *ombligo*!

Era un detalle simple, pero para mí resultaba muy revelador, resignificando mi conexión con el universo. El que la Gran Eva tuviese ombligo explicaba muchas cosas: ella, al igual que yo, había tenido una mamá. Un ser no solo la había alimentado durante 9 meses dentro de su útero, sino que también había aceptado y decidido recibir su existencia. Este detalle *humanizaba* la intimidante metáfora religiosa que esa Eva, para mí, representaba.

Dejé de ver a una Eva mística, desconectada y ajena a la humanidad. Aquel intento inútil de explicar el mundo mediante un Dios que, misteriosamente, puso de la nada a dos seres para iniciarlo todo, se me revelaba ahora como una razón tan obvia como hermosa: el sentido de la existencia humana, por fin, mostraba una conexión real, confirmaba que mi sentido de pertenencia –y vida– me habían acompañado siempre, desde mi *ombligo*.

Sentimientos de alegría, gratitud y nostalgia me invadieron con el hallazgo. Alegría, porque había adquirido conciencia del significado de mi *ombligo*. Gratitud, por la persona que me lo entregó años atrás. Y nostalgia, porque habría deseado que la claridad de ese significado me hubiese iluminado antes, cuando la desolación invadió a mi *yo* de 19 años una mañana de abril…

*

A ojos del mundo, yo era una chica «normal». Era la última hija de una pareja trabajadora de clase media. Buena alumna, la más alta de las chiquitas y la menos «bonita» entre las más bonitas. Mi único rasgo excéntrico era mi nombre, Eva, que era considerado demasiado provocativo para mi lugar dentro de la conservadora y religiosa sociedad quiteña de los 90. A simple vista no me faltaba nada: tenía más ropa en mi armario de la que podía contar, universidad privada pagada, y el resto de mis necesidades básicas estaban ultra cubiertas. Sin embargo, un día empezó a crecer dentro de mí una extraña sensación de desconexión. Una pérdida de sentido, de percibir que, si hacía o no hacía, si estaba o no estaba, daba igual. Empezar a cuestionarme por qué y para qué existir, sin encontrar respuestas, provocó un terrible vacío como resultado.

Este vacío se había abierto paso a través de hilos finos, de pensamientos oscuros y disociados de la luz de mi presente. Poco a poco, se había convertido en un arma en mi contra, un silencio poderoso que acallaba el peligro que habría tenido que comunicar a gritos. Actuó como un veneno de operación sistémica y sutil, arrastrándome lentamente hacia un abismo enceguecedor que me dejaría sin capacidad de acción, razón o reflexión.

Era domingo y llevaba más de una semana sola en casa. Hacía 4 días que había celebrado mi vuelta al sol número 19, y a pesar de estar en una edad conocida por la llama del espíritu y las ganas de vivir, yo transcurría mis días apagada y alejada del mundo. Veía a mi alrededor y sentía que todos, con excepción de mí, tenían razones claras por las que existir: mi hermana luchaba por sacar adelante a sus hijos pequeños, mis amigos peleaban por probarle al mundo que podían ganar premios en la universidad o por sacar buenas notas, varios adultos cercanos batallaban en sus trabajos por dinero o por mantener su estatus social o estilo de vida.

Una mañana, mi sentimiento de desconexión me hizo colapsar y llegó al punto de que, ya cansada de no encontrar suficientes razones para vivir, empecé a buscar razones para morir. Sorprendentemente, y con inmensa facilidad, en pocos minutos logré llenar 5 hojas escritas de lado y lado con mi lista de razones.

Los argumentos que la encabezaban eran:

- El mundo es y será un absurdo, refiriéndome a las guerras gobernadas por la codicia humana.
- A nadie le importo de verdad, reconociendo que el mundo iba a seguir con o sin mí.

Y mi enunciado final fue:

- Ayudaré a hacer menos daño al planeta, pues habrá una persona menos que contamine y explote los recursos naturales.

Pasé 5 meses anidando una sensación de tristeza en mi interior. Aquellos peligrosos enunciados, que habían nacido como inocentes ideas pasajeras, se habían ido cocinando a fuego lento con la fuerza de mi soledad hasta colocarse en lo más profundo de mis pensamientos y robustecerse. La potencia alcanzada por esos sentimientos empezó a gobernarme, a alejarme por completo de cualquier otra razón que hubiera podido dar sentido a mi vida. Esto me llevó a tomar una decisión radical para cortar de raíz con esa amarga sensación de vacío.

Una mañana de abril, ya casi a mediodía, decidí no darle más vueltas al asunto y aproveché que mis papás estaban de nuevo de viaje para acabar con el tema de una vez por todas.

Era Ecuador de los años 90 y el internet funcionaba de manera lenta y torpe. Entré al navegador de mi computadora y tecleé: «Manera menos dolorosa de morir». Leí a toda velocidad el primer enlace que me apareció y borré rápidamente el historial del navegador, asustada por las palabras que habían sido capaces de escribir mis dedos. Mientras me lavaba las manos intentando eliminar cualquier rastro de mi secreta búsqueda, miré en el espejo mi rostro avergonzado y repetí en mi cabeza el título del enlace: «Intoxicación con gas».

Todavía en pijama, tomé 2 almohadas de mi cama aun destendida, una cobija de lana azul oscura del cuarto de mis padres, bajé al garaje y abrí con dificultad la pesada puerta metálica del cuarto de máquinas. Al entrar descalza, sentí la humedad y el frío del piso de concreto rústico que lastimaba al tacto. En la esquina sobresalían dos tanques de gas naranja, listos para ayudarme en mi misión. Me llenaba una tranquila concentración. Recordé paso a paso las instrucciones, retiré la manguera que los conectaba con el sistema de calentamiento de agua de la casa y abrí la llave de ambos tanques a su máxima capacidad. Con cuidado, acomodé 2 almohadas en el piso, me acosté y cerré mis ojos envolviéndome en la cobija, dejándome llevar por una paz ciega.

Estaba lista.

Pero el tiempo espeso se reusaba a pasar. El olor a humedad del cuarto iba poco a poco siendo reemplazado por el penetrante aroma a gas. El incómodo y frío suelo hacía que no parara de moverme y acrecentaba mi impaciencia. Pensé que tal vez debí dejar una carta de despedida. Ni modo, ya era muy tarde para eso.

Me había acostumbrado al olor a gas, cuando reconocí que el proceso iba a ser más lento de lo que esperaba. Y yo que creía que para entonces ya no escucharía mis latidos… Sin embargo, escuchaba a mis pulmones luchando por arrancar del aire las pocas moléculas de oxígeno que quedaban. Mi mente, mareada pero incansable, no dejaba de activar mi instinto de supervivencia a través de mi inconsciente, que buscaba argumentos que me obligasen a salir de ese cuarto y abandonar mi plan, pero nada me convencía lo suficiente.

Empezaba a caer en un profundo sueño, y pensamientos cada vez más borrosos me invadían, cuando de pronto una pregunta se iluminó en mi mente, ocasionándome una punzada de electricidad en el vientre:

—¿Y si el dolor de mi muerte hace que mi mamá se enferme y sufra?

El pensamiento vino acompañado de un jalón desde el fondo de mi cóncavo ombligo, como si se tratara de un hilo invisible.

Y sin yo saberlo, mi único cable a tierra se materializó en mi cuerpo.

Pese a lo determinada que estaba a ejecutar mi plan, la presencia de esta nueva sensación despertó en mí una emoción distinta que me sacó de mi ensimismamiento suicida y me llevó a pensar en alguien más, a priorizar la protección de una persona por la que sentía amor infinito: mi madre. A esta sensación la llamé empatía.

Acepté cambiar mi enfoque por esta nueva emoción, no porque quisiera salvarme, sino para evitar lastimar a este ser tan amado con mis acciones. La luz de esa pregunta conectó en parte mi conciencia y mis sentidos a la realidad del presente, mis oídos se destaparon y alcancé a oír que en el piso de arriba alguien timbraba con insistencia.

Movida por un fuerte instinto, sin alcanzar a racionalizar mis acciones, me paré de inmediato. Salí del cuarto y mis pulmones se llenaron de oxígeno con un suspiro salvavidas. Subí corriendo las escaleras para atender el timbre, me acerqué con curiosidad a la puerta, y por un huequito vi que era mi vecina quien timbraba con insistencia.

Inés era una señora mayor, ama de casa. En su peinado corto e impecable, cada cabello gris había sido acomodado con orden soldadesco, delatando su pulcritud y la intensidad de su personalidad. Por el ojal de la puerta se mostraba ya impaciente, con un plato de galletas en la mano. Ante esa imagen, mis tripas sonaron obligándole a mi mente a dar la orden a mi mano para que abriera la puerta de inmediato.

—Buenas tardes, señora Inés —dije en voz baja—. Disculpe. Estaba ocupada en el garaje y no escuché antes el timbre.

—Eva, son las 2 de la tarde y todavía estás en pijama —me respondió con una sonrisa irónica y chueca—. Te traje a regalar estas galletas de chocolate que acabo de hornear, sé que son tus preferidas y te las venía ofreciendo desde hace meses.

—Muchas gracias, señora Inés —agradecí con un mediocre intento de sonrisa.

—Con gusto, cuídate mucho y disfruta de tu último día sola en casa, sé que mañana ya regresan tus padres.

Agradecí de nuevo, cerré la puerta y me senté en el piso a devorar esas galletas como si no hubiera mañana.

Mientras masticaba mi último bocado, sonó el teléfono en la cocina. Era una llamada de mi prima mayor, Catalina, diciéndome que necesitaba urgente ayuda con un proyecto de la universidad y que me pasaría a recoger a mi casa en 2 horas.

Resignada por las repetidas interrupciones de mi tarde, decidí abandonar definitivamente mi plan, y accedí a ayudarle. No había sido mi día de partir, pensaba mientras me bañaba en agua fría y el jabón perfumado eliminaba los rastros de olor a gas de mi piel.

*

Al salir de la cita con el ginecólogo, no solo aprendí sobre el origen de mi nombre, sino que entendí el significado de la cicatriz redonda que me acompañaba desde mi nacimiento.

Esa tarde, además, recibí la maravillosa noticia de que hacía unas semanas tu vida había empezado a latir detrás de mi ombligo.

*

Querida Clara,

Hoy, casi 20 años después de aquella mañana de abril, entendí que ese día no estuve sola. En mi «soledad» me acompañaron 270 jóvenes que ese día sí tuvieron éxito en su intento. También otros 2.700 intentos de suicidio me acompañaron en esas 24 horas desde diversos lugares en el mundo.

Según la Organización Mundial de la Salud, la decisión de quitarse la vida es la segunda causa de muerte en la población mundial de entre 10 y 24 años. Cada año 100.000 adolescentes se suicidan en el mundo, y por cada muerte se registran entre 10 y 20 intentos.

Nunca le conté a nadie de mi intento y nadie nunca lo descubrió, quizás porque no me gustaba el papel de víctima y me avergonzaba no solo el tema en sí, sino también el fracaso de mi plan. Pero, a pesar de que me resulta doloroso y vergonzoso contarte esta historia, lo hago con infinito amor para que tomes conciencia de que las causas de suicidio son más simples y cotidianas de lo que parecen. Un intento de desconexión de la vida puede estarse dando en este mismo instante en la casa de nuestro vecino.

Con esa «victoria» disfrazada de pérdida, reconocí la importancia de sentir esos hilos de conexión que me impidieron llevar a cabo mi plan. También agradecí la participación de «héroes» ocultos, como el cerrajero, quien pensando en sus usuarios, hizo un disimulado destaje en la puerta para la ventilación del gas; o mi vecina, que tan generosamente compartió su amor por el prójimo a través de una sencilla muestra de afecto. Y, sobre todo, di las gracias a tu abuelita, quien intencionalmente me dio mi ombligo y se encargó de establecer un lazo de amor tan fuerte como para atarme a la vida, incluso en momentos en los que con determinación quise desconectarme de ella.

Hija amada, ojalá que al conocer del tema elijas sembrar actos de empatía en todos los que te rodean, ayudándoles a tejer sus propios cables a tierra. Ojalá también que al ver tu ombligo cada mañana, recuerdes tu centro y nuestro sentido de conexión y pertenencia, y que sintiendo ese vínculo tan indestructible jamás *quieras irte antes de tiempo.*

-

La etimología de la palabra «ombligo» viene del latín *umbilīcus* y quiere decir el centro de algo; en la mitología griega, se asocia con el centro del mundo o *lo más importante.* Sus componentes léxicos son: el prefijo *umbo-* (que hace referencia a un elemento redondo y saliente), y el sufijo *–icus* (que indica relación y pertenencia).
En diversas culturas, los principales lugares sagrados son llamados «ombligos del mundo», como es el caso de: *Umbilicus Urbis Romae,*

centro del Imperio Romano; la ciudad de Cuzco (*QosQo* en quechua significa ombligo), capital del imperio Inca en Perú, localizada en el centro del imperio. En Chile, la Isla de Pascua (Rapa Nui) es también llamada por sus habitantes nativos Te-Pito-O-Te-Henúa, que significa «el ombligo del mundo». También la Piedra Negra de la Kaaba musulmana y la ciudad de Jerusalén son lugares que simbolizan este concepto (Pérez, 99).

Ombligo: es el centro y norte de nuestra existencia, lo más importante. Una cicatriz intencional de la vida, permanente e imborrable, que nos recuerda que, más allá de las condiciones de nuestra concepción o de nuestra llegada al mundo, hasta nuestra muerte (desconexión con la vida) mantendremos ligado nuestro sentido de pertenencia a la humanidad de nuestro origen. Esa marca simboliza el vínculo permanente de gratitud a ese alguien o algo que, gracias a su infinito amor, nos conectó con la vida.

Ombligo:

P Paradoja

Hoy estoy segura de estar viva,
pues también estoy segura
de que voy a morir algún día.

Cuando empecé a escribir este libro, procuré hacerlo de manera libre, dejando que el proceso creativo fluyera y cambiara las veces que fuera necesario. De manera espontánea, una tarde elegí las 27 palabras que lo conformarían, procurando hacer elecciones rápidas que no involucraran a mi tendencia *sobreanalítica*. Y, gracias a esa libertad, el resultado de muchos de los relatos ha sido inesperado, pues al desnudar mi alma en el proceso de escribirlos he descubierto nuevas ideas que ignoraba. Y esta parte no fue la excepción. Al principio, el capítulo de la letra P iba a ser representado por la palabra Paciencia..., hasta la visita de mi hermana mientras empezaba a escribirlo.

Una tarde, conversando con ella sobre el libro, me dijo que le gustaba mi uso de *paradojas*. Qué linda palabra, pensé. Me sonaba a mezcla de paloma y hoja. Pero luego, mi mente se nubló intentando encontrar su significado.

—Gracias, ñañita. Disculpe la ignorancia: me recuerda, por favor, ¿qué significa paradoja? —En ese instante agradecí tener una hermana humilde que no se burlaría de mi ignorancia.

—Son contradicciones lógicas, ambigüedades, absurdos. Como lo que dice en su capítulo de la letra C, «que la única constante es el cambio».

—*Contradicciones lógicas, ambigüedades, absurdos...* O sea, la descripción perfecta de la vida. —Reí.

—Exactamente, la vida. —Reímos.

*

Querida Clara,

Mientras más avanzo con la escritura de este libro y más profundizo sobre las herramientas para descubrir la esencia de distintos conceptos, más confirmo que la asimilación de cada palabra viene de integrar, amigar y entrelazar sus opuestos, de saborear sus paradojas.

Aprender a *aceptar* lo que uno comúnmente rechaza.

Aprender a *balancear* después de haber caído en el desequilibrio..

Reconocer que la única constante es el *cambio*..

Decidirse a empezar *decidiendo*..

Esforzarse por disfrutar y normalizar la incomodidad del *esfuerzo*..

Integrar los hilos amargos, tristes y duros que también conforman los mantos de una *felicidad* genuina..

Tomarse en serio los *juegos* que nos gustan, como el de jugar a escritora sin dejar la diversión y la libertad en el proceso..

La desmotivación es la *motivación* por la no-acción..

Nuestro *ombligo* nos recuerda la conexión invisible a pesar de la desconexión física..

Abrazar y normalizar el *rechazo*.

Quererbien desde no querer poseer.

Aterrizar las *tormentas*..

Unión, desde experimentar la soledad.

Sanar desde recordar que siempre estuvo presente nuestro *yo sano*..

Reconocer a mi *yo* desde ti y desde todos.

Zoom out desde acercarme al origen de la palabra.

En la contradictoria unión de opuestos, se esconden verdades hermosas, ya que la aceptación de ambos polos produce un revelador magnetismo que funciona más allá de la lógica común y trasciende los conceptos del «bien» y del «mal».

Y son los capítulos los que me enseñan lo que pensé que sabía.

Y es de los errores que con alegría aprendo. Y eres tú, la pequeña, la niña, la hija, la inexperta, la que me muestra lo que pensé que ya veía.

Y es dar, lo que me da, y compartir, lo que me llena.

-

La etimología de la palabra «paradoja» viene del griego *paradoxo*, *para* = contra + *doxa* = opinión. Paradojas son conceptos contrarios a la opinión común, especie extraña, extravagante (Monlau 362; Corimas 439).

Paradoja: es el alma de situaciones reales cuyo entendimiento desafía a la lógica común y cuyas verdades revelan la contradictoria armonía entre opuestos.

Paradoja:

____

____

____

____

____

Q Quererbien

Estaba por graduarme del colegio mientras sobrevivía a una relación sentimental intensa. En general sentía que Mateo me *quería*, pero no necesariamente «bien». Sentía que me apreciaba, anhelaba y deseaba…, pero también que me mentía, minimizaba y hería. No me quedaba claro cómo alguien que repetía lo mucho que me «quería» era capaz de lastimarme de manera tan consciente y repetitiva… Ya llevábamos juntos cerca de 1 año y me había acostumbrado a vivir en una montaña rusa de emociones.

Mientras intentaba descifrar por primera vez de qué iba eso del amor y sus múltiples ambigüedades, también estudiaba italiano. Un día, mis padres me sorprendieron con un viaje a Italia como regalo de graduación. Después de recibir la noticia, lo primero que hice fue llamar a Mateo para transmitirle mi alegría. Sin embargo, su tono delató que mi dicha no era correspondida.

—Justo la novia de mi primo vive en Florencia, puedo aprovechar el viaje para quedarme estudiando allá un tiempo —le dije con ingenua sinceridad.

—Irte de vacaciones, ok, ¡pero quedarte…! ¿Qué pasará con lo nuestro en ese tiempo? Se nota que no me quieres lo suficiente como para pensar en irte tan decididamente —me dijo con tono hiriente.

A pesar del melodrama, organicé mi viaje como mejor pude y pocos días después partí a mi aventura de estudiante en Florencia.

La despedida de Mateo fue trágica, en especial por la mezcla de sentimientos encontrados. Por un lado, lo quería. Quería mantener nuestros rituales de cine romántico, salir y cocinar juntos, pero, por otro, también quería hacer un viaje largo, vivir nuevas aventuras, conocer nuevas ciudades, aprender otro idioma y experimentar cosas nuevas.

En ese momento de mi vida no estaba familiarizada con el concepto de *manipulación emocional*, así que, al partir, gran parte de mí se sintió culpable por haber dejado al «pobre» Mateo solo. Empeoraba la situación al escucharlo victimizarse repitiéndome que, si lo nuestro se acababa, era por mi culpa.

La despedida de mis padres fue distinta. Sentía que a pesar de su tristeza al alejarse de su último retoño y dejarlo viviendo solo en un hábitat nuevo, hacían lo posible por no comprometer sus sentimientos con mi crecimiento y con la voluntad de impulsar mi progreso.

Vivir el idioma 24/7 en Italia fue fascinante. Aprendí expresiones que, aunque no eran traducibles literalmente, capturaban rasgos de la esencia de los italianos, como: *dolce fare niente*, que comunica el dulce placer del descanso. También simples palabras cotidianas se volvían mágicos vocablos:

- *Comer*, que para mí es una palabra fonéticamente *fea*, se convirtió en *mangiare* y automáticamente el cambio le hacía justicia al poético verbo, devolviéndole su belleza y exquisita musicalidad.

- *Alcanzar*, que para mí es un verbo fonéticamente *tibio*, se convirtió en el apasionante *raggiungere*, que le daba una merecida potencia vocal a tan importante acto.

- Decir a alguien que *lo extrañas* cobró una dimensión más profunda, acentuando el sentir de ausencia al volverse *tu mi manchi*, que aduce a la analogía del dolor del manco que pierde su mano…, entre otras.

*

Era domingo, habían pasado 10 días desde mi partida sin saber nada de Mateo. En la Italia de inicios del 2000 no era común el uso de celulares y menos para estudiantes como yo; las llamadas llegaban solo a través de un teléfono fijo que compartía con mis 6 compañeras de piso.

Calculé que aún tenía unas cuantas horas para llamarlo antes de que fuera hora de dormir en Ecuador. Salí a comprar una tarjeta de llamada internacional y a las 2 p. m. hora Florencia (8 p. m. hora Quito) marqué a su casa. Contestó su hermano y me lo pasó de inmediato.

—Hola, Mateo, mi amor.

—Hola, amor, ¿cómo vas? —me dijo con desgano.

—Sin novedad, gracias. Disculpa no haber podido llamarte antes, han sido días ajetreados. ¿Tú qué tal?

—Lo mismo de siempre por acá, con entrega de proyectos en la universidad y bien en general. ¿Y tú? ¿Qué decidiste a la final, te regresas o te quedas a estudiar más tiempo allá?

—Por acá todo bien también, estudiando y familiarizándome con la ciudad y con el idioma. Con respecto a quedarme, estoy decidiendo todavía…

Mentí. La verdad era que desde el momento en que pisé Italia supe que quería vivir allí. También mentí al atenuar mi alegría y guardarme la emoción de las mil cosas nuevas que había vivido y experimentado en esos 10 días y lo feliz que estaba.

—Te extraño mucho, Eva… ¿Tú me extrañas? —me preguntó en voz baja.

—Sí, ya te extraño mucho también —*mentí* de nuevo, esta vez por compromiso: me hacía un poco de falta, pero no había llegado a extrañarlo aún.

La conversación terminó tibia, dejándome un sabor agridulce.

Pasé los siguientes 4 días pensando en esa llamada, en mis mentiras, y haciéndome ideas sobre las posibles mentiras de Mateo. Me sentía culpable por engañar a alguien a quien decía «querer» y no quería esperar hasta el domingo para expresar mi sentir.

Esa tarde me armé de valor y me fui a la sala de cómputo de mi instituto para sincerarme a través de un email.

Intenté mezclar palabras en italiano en el email y al despedirme busqué cómo decirle que lo *quería* y encontré la traducción del verbo en el contexto y finalicé con un:

Ti voglio bene (te quiero bien).

Este concepto me pareció fascinante. En ese instante sentí que la profunda ironía que me transmitía *el verbo querer* en el lenguaje español, era la misma que me trasmitía mi relación con Mateo. El sentimiento entre ambos se basaba en la posesión, la voluntad, el deseo, el aprecio y el cariño… Pero no en buscar el bienestar común.

Me sorprendió esta distinción indispensable. ¿De qué me servía que me «quisieran» si no era «bien»? ¿De qué le servía a alguien que lo «quiera», si no era «bien»? ¿De qué iba el amor si el resultado era la toxicidad? Usar la palabra incompleta «querer» sin el «bien» se prestaba para ser contraproducente; al usarla completa, «quererbien» comunicaba la indispensable intención de un acto positivo.

Tras 4 meses en Italia, supe por una amiga en común que Mateo había comenzado a «querer» a alguien más. Aunque la noticia de la traición me dolió mucho, me ayudó a empezar a entender lo que era *quererbien* desde su antítesis. Sin embargo, no bastó el golpe bajo del innombrable: me tomó casi 10 años de experimentar con variaciones de Mateos, viviendo toxicidades, ires y venires, y queriendo muy mal, para descifrar el mensaje y poder consolidar este concepto y poner en práctica su significado.

*

Querida Clara,

Los viajes y los idiomas que vivas a conciencia sembrarán nuevos conceptos y recuerdos que se quedarán viviendo dentro de ti y transformando la manera en que experimentas el mundo.

Al interiorizar lo que pude del italiano, mi vida no fue la misma. Incluir este concepto en mi codificación fue crucial para definir cómo quiero *querer* y cómo quiero que me *quieran*: bien o nada. Después de este entendimiento, mis siguientes relaciones amorosas empezaban con un *speech* sobre lo que significaba para mí querer y estar con alguien. A mis parejas les decía que nuestro punto de partida era que ambos estábamos bien solos, que la idea de juntarnos era para estar mejor *queriendonosbien* y que, en el caso de sentir que nuestra relación producía el efecto contrario, sería una señal de que lo mejor era separarnos. Gracias a esto pude discernir relaciones, incluso disfruté mucho el tiempo de estar sin pareja… Si no me sumaban, al menos que no me restaran.

Vivir este amor de madre ha sido experimentar el quererbien en su máxima expresión. Ha sido una oportunidad para reafirmar que más allá de la posesión, el cariño y el aprecio, quererbien es…

Querer tu bienestar, incluso si a veces eso significa sacrificar el mío.

Escucharte y estar presente en cuerpo, mente y alma; en calidad y cantidad.

Interesarme por tus preguntas y responderlas a conciencia.

Mirar tu luz, siempre, sin prejuicios.

Aceptarte, como un regalo en mi vida.

Valorar tus luchas y acompañarte en ellas.

Guiar tu camino sin decidirlo.

Disfrutar y entender tu ritmo.

Cuidarte con mimos, apapachos y ternura.

Percibir la verdad en tus ojos y mirarte con el corazón.

Abrazar tus errores, procurando empatizar con tu dolor cuando te equivocas.

Darte ese jarabe horrible porque sé que te cura.

Cocinarte a diario, aunque (para mí) eso implique un esfuerzo enorme.

Procurar no darte todo a la vez, para que logres saborear las cosas sin prisa.

Iluminar tus miedos.

Saber pasar la página pronto, tras un mal momento.

Dejarte *ser* y acolitarte[4].

Elegir nuestras batallas, evitar el conflicto y no herirte.

Darte espacio y dejar que seas en libertad.

Mostrarte las opciones que te convienen sin decidir por ti.

Soltar y celebrar tu cambio constante.

Cultivar y gozar del presente juntas para no añorar el pasado.

No dejarme ganar cuando jugamos ajedrez, porque sé que eres capaz de lograr tus propias victorias.

---

[4] La palabra *acolitar* se usa coloquialmente en Ecuador para describir la acción de apoya o ayudar a alguien cercano en una tarea o situación, haciéndolo con complicidad y lealtad, sin emitir juicios.

Permitir que te equivoques, aunque muchas veces me resulte más fácil hacer las cosas por ti.

Enseñarte con el ejemplo a *querertebien*… y que siempre te sientas amada por quien eres, no por lo que haces o dejas de hacer.

Querertebien es también quererme bien, pues no puedo darte lo que no tengo. Por esto, a veces necesito priorizarme, pues también necesito

tiempo para mí.

Y por cursi que suene… te escribo este cuento justo un 14 de febrero, en pleno día de San Valentín.

Te quierobien, Clara, siempre.

-

La etimología de la palabra «querer» proviene del verbo en latín *quaerere*, que originalmente significaba buscar, inquirir, pedir (Corimas, 486). Con el tiempo adquirió connotaciones de desear, apetecer y la intención de poseer como finalidad.

Quererbien: es un sentimiento que busca un bienestar mutuo. En este sentimiento la necesidad de posesión o control desaparecen, pues en lugar de perseguir intereses personales se busca un *crecimiento conjunto*. Desde este sentimiento se cultivan relaciones sostenibles en un presente que no añora las posesiones futuras, sino que se construye desde una aceptación, sana y plena.

Bien: es lo saludable, el bienestar, lo conveniente, lo que ayuda y mejora. Algo que hace bien es algo que no daña, no miente, no destruye, no posee de forma tóxica, no enferma y no lastima.

Quererbien:

____

____

____

____

Bien:

____

____

____

____

____

R   Rechazo

Era sábado y miré de reojo el reloj pegado en la rugosa pared verde pastel de mi dormitorio. Marcaba las 6 de la tarde. Me costaba abrir los ojos, los sentía pesados y cansados; eran como dos bolas de esponja hinchadas y mojadas que no habían hecho otra cosa que escupir lágrimas de dolor por más de 5 horas seguidas. Guiándome solo por el tacto, empecé a recoger uno a uno los pedazos de un mar de pañuelos usados que cubrían mi alfombra de flores rojas.

Antes de hacer una llamada importante, me recosté y me rehusé a seguir llorando. Decidí mantener los ojos cerrados y relajados, y al fin dejé de sentir el dolor latente en mis córneas. Sin embargo, esa energía de humillación y rechazo no menguó, únicamente cambió su ubicación en mi cuerpo y pasó a doler detrás de mis costillas izquierdas. Era consciente de que lo que me debía doler era la zona de mi cerebro donde se procesaban las emociones, mi hipotálamo, o mi corteza prefrontal, pero no: a mí me había empezado a doler el corazón. La molestia en este órgano me hacía sentir estúpida. Siempre odié la idea de relacionar al amor con el corazón, pero esta vez era testigo de esa situación en carne y hueso y por más cursi que sonara, el desgarro que sentía en mi motor cardiaco era real.

Desde los primeros 15 minutos de llanto supe que mi *show* de tragedia griega era una exageración. Sin embargo, no pude parar los siguientes 285 minutos de lamentos. Al igual que tampoco paró la sensación de calambre en mi pecho. Me frustraba que mi racionalidad sobre el tema amoroso no hubiera sido lo suficientemente fuerte como para obligar a mi cuerpo a parar, exigirle tragarse las lágrimas o inhibir el dolor.

Todo este melodrama ocurrió a raíz de un simple rechazo amoroso, una telenovela barata cuya trama se creó y exageró en mi cabeza. Hubiese preferido aprender a asimilar la esencia de la palabra «rechazo» desde un lamento menos patético, donde poder mostrarme fuerte, digna de un gesto heroico o, por último, mártir de alguna tragedia real, pero no.

*

Oí su nombre por primera vez en mi segundo semestre de arquitectura en EE. UU. Amal, mi profesora preferida, sacó de su portafolio de prototipos de trabajo ejemplar un dibujo hermoso de su antiguo estudiante estrella, un tal Daniel. Me fascinó la atención al detalle y profundidad que mostraba Daniel con su trabajo.

Un día, 3 meses después, estaba en el área de computadoras de mi facultad intentando cambiar el papel formato A0 en el *plotter*. Al ver mi dificultad, un chico se acercó a ayudarme. Le agradecí y me respondió con acento latino. Pasé con disimulo por su puesto y comprobé que su caligrafía era la misma de los preciados prototipos de Amal. Era él. Al fin había conocido al famoso Daniel en persona.

Era un chico alto y se veía mucho mayor que yo, que acababa de cumplir 22. Su contextura era delgada y su piel blanca contrastaba con la oscuridad de su cabello, escaso y corto. Los gestos de su rostro revelaban su timidez, mientras su forma de vestir, sencilla y cuidada, hablaba de su autenticidad. No le encontraba mayor atractivo físico, pero había algo enigmático en su ser que me llamaba la atención: sus ojeras y postura cansada eran reflejos del gran esfuerzo que hacía para que sus trabajos fueran usados como ejemplos de excelencia en más de una clase de arquitectura.

*

Una mañana fría de domingo, caminé a mi cafetería preferida. Dentro, el sol traspasaba los grandes y sucios ventanales; sus rayos iluminaban y calentaban el espacio repleto de almas intelectuales. Me senté en la única mesa disponible, reposé mi café, aún humeante, y me alisté para devorar el último capítulo de mi libro de Ruiz Zafón. Segundos antes de abrir el libro, sentí una presencia imponente a mi costado.

—Hola, ¿te importa…? —me preguntó una voz señalando la única silla disponible en mi mesa.

Era Daniel. Sentí el calor del café correrme por las venas y subir hasta mis mejillas.

—Hola. Adelante —le dije casi atorándome por la cantidad de nervios que cargaba mi respuesta.

Noté un vértigo en mi barriga, como si cientos de criaturas empezaran a volarme adentro. Consciente de todas estas sensaciones extrañas adueñándose de mi autocontrol, hice un par de respiraciones intencionales para intentar calmarme.

—Me encantó Zafón —me dijo, sin titubear.

—Es mi primero y no he podido parar desde el lunes que lo empecé —respondí sonriendo.

Nuestra conversación empezó a tejerse de manera natural. Hablamos sobre los libros que estábamos leyendo en ese momento. Apasionado, me contó todo sobre su obsesión con *El Arte de la Guerra* de Sun Tzu; yo en cambio le describí mi fascinación por la impecable creación de personajes de Carlos Ruiz Zafón. Mi corazón latía de felicidad por la fluidez y fortuna del encuentro. Al fin tenía una oportunidad de acercarme a mi *amor platónico*. Quería pellizcarme para confirmar si el momento era real. Ante el encuentro casual, agradecí a la vida, a Dios, a la energía del cosmos y a los Anunakis por tan maravillosa coincidencia.

Durante las siguientes semanas me lo encontré seguido por los pasillos de la facultad, en el área de cómputo y en la biblioteca, y siempre procuraba sonreírle discretamente. Dependiendo de la situación a veces conversábamos y yo oía atenta sus historias. Me confesó que era 7 años mayor que yo, que había trabajado como ingeniero industrial, y que hacía 2 años había decidido hacer un cambio radical en su vida para dedicarse a su pasión, la arquitectura. Disfrutaba mucho escucharlo y admirarlo.

Después de 1 mes de encuentros espontáneos, me pidió mi número. Al dárselo sentí que tocaba el cielo con las manos. Los siguientes meses ya hacíamos planes juntos; el café del domingo se volvió nuestro ritual semanal. Conoció a mis *roomates* y cocinamos varias veces en su departamento.

Mi sonrisa permanente de chancho asado, mi elección repetitiva de *playlists* románticas y mi actitud despistada me delataban ante mis amigas cercanas. Me hacían bromas preguntándome para cuándo iba a ser la boda, o si ya había decidido el nombre de mis hijos… Decían que nunca me habían visto tan enamorada. Yo, en lugar de enojarme, decía por dentro *ojalá*, y a pesar de que no veía el casarme como un ideal, por exagerado que sonase, mientras más lo conocía, más me convencía de que Daniel era el hombre perfecto para mí y que quería pasar con él el resto de mis días.

Un día, al salir de clases de física, mi amiga Ana me invitó a almorzar. Ana era una venezolana 3 años mayor, muy coqueta y atractiva; se había comprometido hacía poco con el que fue su amor platónico. Ya en el postre, me lanzó una pregunta imprevista:

—¿Y qué tal besa?

Me atoré con la limonada después de escuchar la pregunta tan directa. Era yo quien debía haber empezado a hablar del tema. Pero ni modo, acepté su espontaneidad y le confesé que no habíamos tenido más contacto físico que besos en la mejilla o abrazos de saludo o despedida.

—¡Qué raro! —me dijo frunciendo la frente.

—¿Por qué raro? —pregunté asustada.

—Pues, salir 6 meses con alguien en tus veintes, y que no pase *nada*, es raro. Vivimos la década de las hormonas alborotadas, eso no lo puedes negar… Tal vez es gay… —Se rio.

—No digas eso, me muero…

—A veces pasa, no te asustes. Aunque ahora que recuerdo, yo conocí a una exenamorada suya, colombiana, así que no creo.

—Ojalá. —Crucé los dedos.

—¡Uy!, entonces tienes que actuar. En 2 semanas salimos de vacaciones y si vuelve a Colombia, tal vez se encuentra con la ex y ahí sí…

—¡Ana, silencio!, no me metas *cucos* en la cabeza. Todo está yendo muy bien entre ambos. Solo necesito un empujoncito que lo lleve a dar el *gran* paso. Ayúdame, *porfas* —dije con tono de súplica.

Esa tarde terminó de manera imprevista. Según yo, Ana me iba a recomendar algún libro o alguna película para entender el tema, pero en vez, sacó a su *alter ego* de Miss Venezuela *wannabe* y me terminó llevando de *shopping* y dándome una cátedra de maquillaje y moda.

Antes de despedirnos en la noche, le dije:

—¿Segura que no es mucho?

—No, todo entra por los ojos, Eva.

Según yo, la vanidad era inútil. Sin embargo, si quería que algo nuevo ocurriera, tenía que hacer algo distinto, así que me aventuré a probar un nuevo *look* para conseguirlo.

*

Al día siguiente me desperté una hora antes de lo habitual. Había calculado la noche anterior el tiempo que me tomaría la rutina de Ana y llegar temprano a clases. Me bañé al ritmo de Beyoncé, a ver si desde los oídos me contagiaba lo *sexi*, desempolvé mi secadora de pelo, me perfumé y estrené maquillaje y ropa nueva con ilusión de quinceañera.

No podía evitar sentirme disfrazada y un poco rara. Pero ni modo… El que quiere celeste, que le cueste.

Pasé una semana luciendo mi nuevo disfraz y a pesar de que mis profesores y compañeros me elogiaban al respecto, sentía que Daniel no se daba cuenta. Esto aumentaba mi inseguridad y mi incertidumbre. ¿Será que tengo que usar zapatos de taco?, me pregunté. Pero tampoco me sentía bien al cambiar mi estilo por completo, aparte de que los zapatos altos siempre me parecieron muy incómodos. Ni modo… Paciencia, paciencia.

El domingo antes de salir a las vacaciones de verano, nos encontramos, como de costumbre, en el café de los vidrios sucios. Noté que, en nuestra amistad, a pesar de que nada iba «mal», nada iba del todo «bien» y eso me molestaba. Su actitud bondadosa y amistosa me había empezado a aburrir, me enervaba tanta pasividad; mi cuerpo necesitaba acción.

—¿Te pasa algo, Eva? —me preguntó con tono asustado.

La respuesta estalló en mi mente de manera silenciosa:

Me pasas tú, Daniel. Me pasa que no puedo dejar de pensar en ti, que te sueño hasta despierta, que imagino un futuro juntos como pareja, que anhelo tus labios, deseo tu piel y la idea de levantarme contigo en las mañanas y oírte decir que me amas. Me pasa que no quiero sentirme como tu mejor amiga. Me pasa que quiero un presente y un futuro contigo, pero no de amigos. Me pasa que me enamoré de ti, locamente... :(

—Eeeh…Mmm… —titubeé—. No, nada —mentí—. Solo estoy cansada porque me amanecí toda la semana terminando los proyectos para las entregas finales.

—Ah, entiendo. Yo también estoy fulminado —me dijo con una sonrisa y una palmadita en la espalda.

—¿Qué vas a hacer en el verano? —le dije cambiando de tema.

—Viajo unas semanas a Colombia al cumpleaños de mi mamá. Pero al inicio no tengo plan aún. ¿Y tú?

—Yo viajo el jueves a Atlanta, empiezo el lunes una pasantía de verano en una firma de arquitectura.

—*Wow*, Eva, qué bien, te felicito. Siempre he querido conocer Atlanta —me dijo con una sonrisa coqueta.

Interpreté su comentario como una señal divina. Imaginé, por un segundo, que nuestro primer beso había esperado tanto pues iba a ser en Atlanta. Saqué un impulso de valentía de mi corazón enamorado y le dije:

—Bienvenido a visitarme si quieres.

—¡Me encantaría! —dijo contento.

El resto de la tarde afinamos detalles de su viaje a visitarme, hicimos una lista de lugares que queríamos conocer juntos. Iba a venir a verme el tercer fin de semana de julio, que coincidía con su cumpleaños. Mi interior se llenó de ilusión y sentí electricidad en mi corazón. Al fin veía venir el gran día.

*

Ese anhelado viernes me levanté y me bañé cantando Luis Miguel a todo pulmón. Al fin había llegado el día de volver a ver a mi Daniel. Me voló el tiempo en el trabajo y dos minutos antes de las cinco de la tarde me fui a comprar los últimos detalles para recibir a mi *amor*. Decoré mi miniestudio con flores y velas rojas y un colorido letrero de *Feliz cumpleaños*.

Esa noche cayó una tempestad torrencial y Daniel llegó pasada la medianoche. Me quedé con la lasaña hecha y el vino abierto. A su llegada me dijo que estaba muy cansado y que prefería ir a dormir directamente, sin cenar.

No logré conciliar el sueño. La sensación de impotencia me atormentaba. Tenía a mi amor platónico durmiendo a 40 centímetros de distancia y yo inmóvil no hacía más que admirarlo… Imaginaba acercarme y robarle un beso, pero respetaba su cansancio, no quería interrumpir su sueño. Aunque, siendo honesta, lo que me detenía de actuar era el miedo a ser *rechazada*.

Al siguiente día me desperté antes que el sol. Salí con la claridad de la aurora a cortar flores frescas del jardín con las que adornaría el pastel que le hornearía en pocos momentos. Cuando mi cumpleañero abrió los ojos, mi estudio olía a chocolate y sobre mi escritorio reposaba un glorioso banquete de desayuno con un pastel adornado con su nombre.

—¡Qué maravilla es esto, Eva…! ¡Qué hermoso está todo! ¡Gracias…! —exclamó.

Entró a bañarse mientras yo terminaba de exprimir las últimas naranjas del jugo fresco.

Puse mis canciones preferidas de *bossa nova* para complementar el ambiente y después de comer prendí la vela del pastel incitándolo a pedir un deseo. Cantamos alegres y al soplarla yo también pedí mi deseo…

Pasamos dos días hermosos. La noche del domingo previo a su partida, me abrazó agradeciéndome mucho por todas las atenciones. Me dijo que era una mujer maravillosa y que cualquier ser humano era afortunado de contar con mi amistad.

Se despidió con un cariñoso beso en la mejilla, mientras yo sentía un vacío helado recorrerme el cuerpo. Cuando cerré la puerta tras su partida, exploté en un llanto cargado de rabia.

¡¿Amistad?!, ¿cómo que amistad? ¿Quién le dijo que yo quería ser solo su amiga? :(

Sentía que había una gran confusión. ¡¿En qué rato dedujo que esto era una simple amistad?!

La mañana siguiente tomé cartas en el asunto y armándome de valor llamé a Vanessa. Ella era una amiga que teníamos en común, había conocido a Daniel mucho antes que yo y era muy cercana a él. Le confesé mis sentimientos por Daniel y el origen de mi confusión. Le dije que estaba desahuciada, que la incertidumbre me estaba matando y que necesitaba saber qué sentía él por mí, ya que a pesar de que en sus actos podían interpretarse intenciones amorosas, al final su proceder era más bien amistoso.

—Por favor, Vanessa, pregúntale súúúúúper disimuladamente. Que no vaya a sospechar que yo te mandé a consultar, por favor —le dije en tono de súplica.

—Tranquila, Eva, nos tenemos mucha confianza. Sé que a veces Daniel se puede portar *rarito*, pero lo que me cuentas de cómo ha evolucionado su historia… Hasta a mí me causa asombro y mucha curiosidad.

Al día siguiente, después de 40 acalorados minutos al teléfono con Vanessa, la conversación se resumió en: «solo te quiere como amiga» o su equivalente crudo y real: «No le gustas».

Colgué la llamada con Vanessa y rompí en un llanto inconsolable.

Mi corazón se había convertido en una enorme esfera de cristal que, al oír las vibraciones emitidas por los sonidos de la palabra *rechazo*, estalló en mil pedazos.

A la quinta hora de lamentos, gritos, lágrimas, mocos y golpes al piso… me hice bolita y me arrinconé en una esquina del cuarto. En ese instante solo quería a mi mamá cerca. Ese ser que personificaba el antónimo de *rechazo*, que me aceptaba y amaba a pesar de todo, siempre. Quería volver a su vientre, quedarme en la seguridad de antes de nacer, donde el calor de su cuerpo y el sonido de sus latidos me protegían y no dejaban cabida a sentir desaprobación.

Recordé haber leído sobre los rasgos faciales que tienen los bebés para inducir la ternura y atención de los padres. Sus cabezas grandes y ojos desproporcionados suelen ser características que inspiran el cuidado y la aceptación. Nacemos con un instinto que nos lleva a buscar la aprobación para ayudarnos a sobrevivir como especie; al necesitar en nuestra infancia de los adultos, nos valemos de inspirar ternura para atraer su atención. ¿Pero qué pasa después, cuando ya no dependemos de la aceptación del otro para sobrevivir? ¿Será que nos quedamos trabados en la necesidad de aceptación, agrado o aprobación de nuestra primera infancia, sufriendo una batalla que ya no nos corresponde? ¿Por qué si nada malo pasaba con el rechazo, esa sensación de no ser elegida o aprobada dolía tanto?

Sabía que me estaba hundiendo y que como en otras ocasiones similares, necesitaba agarrarme de alguien que me auxiliara. Con la vista borrosa tomé mi celular y le marqué a mi mamá, quien contestó antes de terminar el primer timbrazo.

—Hija, querida, justo te estaba pensando, ¿cómo estás?

Se me erizó la piel al escuchar su voz (vivo con la fiel convicción de que existe un hilo umbilical invisible, entre madres e hijos que nos conecta de manera telepática, en especial cuando atravesamos situaciones difíciles).

—¡Maaaaaaaamiiiiiii! ¡ME DUELE EL CORAZÓN! —grité.

—Tranquila, mi amor, ¿qué pasó?

Le conté con lujo de detalles, entre lágrimas y mocos, la trama de mi novela turca. Hice énfasis en el amor que le había puesto a mis acciones y el esfuerzo que había hecho por gustarle a Daniel, pero que al final solo había recibido su rechazo amoroso y esto me tenía derrumbada.

—Es que no siempre es cuestión de esfuerzo, mi amor. —Sentí sus palabras como baldazo de agua fría.

Me quedé en silencio por un largo rato.

—¡¿Qué?! Ahora sí que no entiendo nada, solo sé que me siento tonta, fea, burlada… Yo hice lo mejor que pude, le di todo de mí… buuuuuahh… Y sin embargo, ¡no me quiere! ¡Me rechazó! —repetía entre llantos.

A mi mamá le encantaba usar metáforas simples y prácticas para explicarme temas complejos y esta vez no fue la excepción.

—A ver, Eva, respira 5 veces y escúchame con atención —dijo ejerciendo su autoridad matriarcal.

—Ihhuu… ihhuu… ihhuu… ihhuu… ihhuu… yaaa.

—A ti no te gusta el kiwi, ¿cierto?

—Sí, correcto, lo odio.

—A mí sí me gusta el kiwi.

—Sí, te encanta.

—¿Tiene algo de malo el kiwi?

—Sí, sabe feo.

—Que a ti te sepa feo, no significa que sea feo, para mí es delicioso. Que rechaces algo no quiere decir que el elemento que rechazas tenga algo de malo, solo quiere decir que decidiste no tomarlo. En este caso, imagina que tú eres una piña y Daniel ha decidido que no quiere piña, que por el momento tal vez no quiere fruta o que tal vez guste de otro tipo de fruta.

Después de un largo silencio intentando asimilar la metáfora de ser piña, seguimos conversando de otros temas y cerramos despidiéndonos cariñosamente.

Me quedé un largo rato reflexionando y asimilando un concepto más pacífico de rechazo. Concluí que, a partir de entonces, me enfocaría en ser la mejor piña, fiel a mi esencia, aceptando que no les voy a gustar a todos, pero sí a los necesarios. Me concedí mis últimos 15 minutos de lamentos y, ya más calmada, escribí un letrero que pegué bajo el reloj para verlo en todo momento: *Soy piña*.

*

Un año después lo vi caminando de la mano de una excompañera de Trinidad y Tobago, una mulata muy hermosa a su manera.

Yo iba acompañada de Ana y me alivió no sentir dolor ni malestar al verlo con pareja.

—Conozco un lugar de bronceado buenísimo —dijo Ana en tono sarcástico.

—Imagínate, piña asada… No creo que funcione —me reí.

—Te cuento que el mejor amigo de mi novio, el otro día, me preguntó tu nombre y se veía súper interesado. ¿Ves, Eva?, siempre hay a quienes les gusta la piña…

*

Querida Clara,

En tu caso, rechazas la coliflor desde que la probaste por primera vez, ¿no es cierto? Sin embargo, tu decisión es cuestión de gustos, no un juicio de valor: la coliflor no tiene nada de malo, al contrario: es un vegetal lleno de nutrientes y el preferido de varias personas. Por otro lado, apuesto que, si la coliflor mañana mágicamente cobrara vida, créeme que no le quitaría el sueño ni le dolería sentir tu rechazo cada vez que la ves… Entonces… ¿qué pasa cuando nosotros somos ese objeto no deseado?

No pasa nada ;)

Incluso en el área científica, el rechazo no implica siempre que la idea, teoría o método, sea erróneo o inútil. Más bien, sugiere que la respuesta no se ajusta a criterios específicos o a una combinación de campos en ese momento. En lo amoroso entendí que el rechazo me invitaba a ver a lo efímero de la *aprobación* y reconocer mi centro y esencia como el único punto concreto de permanencia, refugio, retorno y partida. Re-chazo debería ser sinónimo de «re-greso».

El objeto no pierde su valía por el hecho de ser rechazado. El acto de rechazar o aceptar es una decisión de libertad del sujeto, que no es buena ni mala, simplemente *es*. Re-chazo también significa de-volver, sentir un impulso que nos lleva a ver y reconocer nuestro centro y esencia y desde ahí decidir: re-gresar, re-cibir, re-pensar, re-dirigirnos, re-evaluar y/o ignorar. El entender el rechazo más allá del «bien» y el «mal» nos abre a un mundo de oportunidades de crecimiento y aprendizaje.

Es indispensable la existencia de opuestos para dar sentido a elementos contrastantes. El amargo rechazo en este caso es lo opuesto a la dulce aceptación, y el experimentarlo me permitió apreciar mejor las veces que me enamoré y sí fui correspondida.

-

La etimología de la palabra «rechazo» proviene del latín: el prefijo *re-* indica una negación (como en re-probar o re-traer) (Monlau, 141), y el verbo del francés antiguo *chacier* (que a su vez vienen del latín *captūra*) que significa la acción de cazar o capturar (Vox, 80). Por lo tanto, «rechazo» implica la negación, la decisión de no querer atrapar o no aceptar algo.

Rechazo: es no querer aceptar algo (o a alguien) que otros podrían encontrar deseable o adecuado. Este acto surge desde nuestra libertad y no determina ni disminuye el valor del objeto rechazado. Sentir rechazo es aceptar la negativa de otra persona, lo cual manifiesta su libertad, pero no define ni disminuye nuestro verdadero valor.

Rechazo:

____

____

____

____

____

____

S Sanar

Mi primera enfermedad *del alma*

Era sábado por la tarde cuando oí a mi papá gritar una y otra vez desde su cuarto «¡vaaaaaaaaaamos!», mientras se vestía. Yo comía apresurada mi sopa de lenteja, que al fin estaba tibia. Al terminar, me puse

mis botas azules nuevas. Me las habían regalado hacía 2 semanas, en mi cumpleaños número 9. Mientras me alistaba, veía de reojo a mi primo, un adolescente de 16, que se arreglaba meticulosamente el cabello con gel.

En pocos minutos, Emilio, el amigo guapo de mi primo, mi primera versión de «Ken quiteño» de carne y hueso, apareció en la puerta del apartamento y anunció que la furgoneta estaba lista, esperando con el resto de la banda. Nos apretujamos 11 en una furgoneta de 8, como sardinas, y mi papá nos llevó a toda velocidad al canal de televisión donde mi primo y su banda debutarían en un programa nacional de música.

Llegamos al canal justo antes de las 2:00 p. m., y la banda fue alistada para la transmisión en vivo. Veía tanto movimiento en el *set*, y todas las personas parecían tan ocupadas y preocupadas, que no quise estorbar, así que me acomodé en una esquina a esperar. Al poco tiempo, se me acercó un señor mayor, con cabello blanco y largo, y empezó a conversar conmigo. Hablábamos bajito para no interrumpir la grabación. Primero me elogió las botas, y luego me preguntó sobre mis gustos y mis ideas sobre temas serios como la pobreza y la discriminación. Durante el diálogo, me sentí contenta, escuchada y valorada.

Me sorprendió que alguien se interesara por lo que yo pensaba. Hasta ese punto de mi existencia, yo era la única que vivía haciendo preguntas y que se atraía de manera genuina por las respuestas de los demás. Vivir con personas mayores, como mi hermana, 10 años mayor, y mi primo, hacía que mi vida fuera diferente a la de mis amigas. Mientras ellas jugaban, yo era parte de las aventuras de los grandes: la dama de compañía de mi hermana con sus novios, la testigo de la vida artística de mi primo y la asistente infaltable del negocio de mis papás.

Aquel señor se llamaba Alfonso y resultó ser un destacado productor de televisión que estaba por lanzar un programa infantil sobre temas de conciencia social. Había pasado varios meses buscando a la personita correcta para ser la moderadora de su *show*. Al notar mi desenvolvimiento natural, me propuso participar en su proyecto. En ese momento, mi papá se acercó, y aunque al principio mostró desconfianza, aceptó recibir la propuesta formal al día siguiente.

Fue uno de los días más importantes de mi vida hasta ese momento: mi primo debutó en televisión, y yo había tenido (sin querer) mi primera entrevista de trabajo.

Tras dos años de presentaciones semanales en televisión, ya había podido experimentar lo que se sentía firmar un autógrafo. Mi voz era valorada y estaba contenta. Era admirada por mis profesoras y compañeras. Había tenido la oportunidad de viajar por mi país sin mis padres, acompañada solo por el equipo del programa, y vivía experiencias como actriz y creadora de contenido. Me encantaba formar parte de un equipo multigeneracional donde me respetaban y escuchaban, a pesar de mi edad.

Hasta entonces, todo en mi vida había sido saludable. No conocía lo que era un ambiente tóxico, ni que las enfermedades de otros pudieran contagiarme o hacerme daño intencionalmente.

Cuando empecé mi tercer año como moderadora, mis padres decidieron cambiarme de colegio. Tenían la convicción de que un colegio más grande, internacional y con una mejor oferta académica, sería provechoso para mi futuro, a pesar de los sacrificios que este cambio implicaba.

Dejé mi antiguo hábitat, que era sencillo pero acogedor. En mi antiguo colegio, la madre superiora y las monjitas se aseguraban de que la paz, la empatía y el respeto reinasen en todo momento. El nuevo lugar, en cambio, no era solo inhóspito y hostil, sino también sumamente costoso. Era una jungla sin autoridades, donde reinaba el más fuerte y el poder lo tenían unos animales enfermos de ego, vanidad y crueldad. Ahí no destacaba alguien por su bondad, intelecto o empatía, sino por su habilidad para herir y humillar. Se notaba que, en esta selva cara, la mayoría de los padres estaban demasiado ocupados haciendo dinero como para enseñarles a sus críos los verdaderos valores que enaltecen la vida o fomentan el bienestar: aquellas cosas que no se pueden comprar, imponer ni adquirir a la fuerza, ni que hacen brillar a costa de oscurecer a otros.

Entrar en este nuevo mundo me mostró el lado enfermo de la humanidad. Mi curiosidad y deseo de aprender, celebrados en mi vida profesional, se volvieron motivo de burla. Preguntar en clase despertaba el veneno de aquellos que, sintiéndose opacados, me atacaban sin piedad. Los más crueles se empoderaban ridiculizándome. Otras *bestias* obtenían su poder rechazando o burlándose cruelmente de personas con habilidades distintas. El ambiente de violencia me forzó a activar mi propio instinto de supervivencia: aprendí a generar toxicidad y a herir. Sin embargo, cada «victoria» me dejaba un sabor amargo; sentía sangre invisible en mis manos y veneno amargo en mis labios.

Me enfurecía ver cómo esta mafia de animales tóxicos operaba y cómo otros los seguían, sumisos, sin voz, carentes de valores o de amor propio. Me cuestionaba dónde estaban los padres de esos animales salvajes para guiarlos, o los míos para protegerme y enseñarme a lidiar con esa brutalidad. En mis momentos de desesperación, también me preguntaba: ¿por qué ese Dios bueno, al que le rezaba cada noche, permitía que existieran enfermedades y maldad en el mundo? ¿Por qué había permitido que estos seres tan repugnantes y despreciables tuvieran vida? ¿Por qué ese mismo Dios justo no los asfixiaba uno a uno y acababa con el problema de raíz?

Sin quererlo, me enfermé de rabia al atacar y al ser atacada.

Sacar y nombrar

Tanto en la antigüedad como en nuestros días, la gente puede morir si es incapaz de nombrar su enfermedad. Parte indispensable de la sanación es conocer el nombre del malestar y así sacarlo a la luz. En el instante en que le ponemos nombre a una dolencia, como «cáncer de pulmón», la ubicamos y podemos investigar sobre su origen, tratamiento y contar que, con su eliminación, si los exámenes van bien (es decir, no detectan síntomas o muestras de su existencia), el paciente habrá sanado.

Yo estaba segura de que ese cáncer esparcido a nivel escolar debía tener un nombre. Sin embargo, en el Ecuador de los 90, la violencia escolar era todavía un tabú normalizado. Para mi tranquilidad, a mediados del 2000, el término *bullying* (acoso escolar) se hizo famoso. Me llenó de paz saber que la enfermedad contra la que luché tenía nombre, y que había psicólogos y profesionales en todo el mundo que le estaban dando la importancia que merecía para encontrar su cura y prevención, entendiendo el daño que hace a la sociedad si no se lo corta de raíz desde sus inicios, y alarmando a todas las instituciones sobre su peligro.

Pero, ¿qué pasa cuando, a pesar de identificar el nombre de una enfermedad y eliminarla de la superficie, aún se siente malestar?

Querida hija, siendo honesta contigo, al inicio pensé que este capítulo tenía solo una parte, asumiendo que, con el hecho de *sacar y nombrar*, sanaba. Además, habían pasado ya casi 30 años desde el acontecimiento; por lo tanto, asumí que algo tan antiguo debía ya haber sanado con el tiempo. Sin embargo, el enojo que sentí al escribir sobre el tema y revivir recuerdos relacionados, me reveló que solo había sanado superficialmente. Por eso, mi malestar estaba aún presente, manifestándose a través de mi rabia y mi incomodidad…

Comprender es aliviar

El conocimiento esclarece,
ilumina y quita el miedo,
«comprender es aliviar»
Marian Rojas Estapé

Convencida de que comprender es sanar, me sumergí en la búsqueda para entender mejor acerca de mi malestar y así lograr una sanación definitiva, una que no duela ni incomode más. Y así como he buscado la ayuda de expertos para resolver problemas que no he podido solucionar sola (dentistas, dermatólogos u oftalmólogos), acudí a Alicia, mi doctora del alma, confiando en que sabría guiarme hacia el origen de mi rabia y encaminar mi cura.

Al leer mi relato, Alicia me confirmó mi sospecha de que solo había sanado de manera superficial, afirmando que la verdadera sanación solo ocurre cuando ya no hay dolor ni incomodidad; si aún quedan síntomas es porque falta sanar. Me lo explicó con una sencilla metáfora: «Imagina que te clavas una espina. Si al retirarla desaparecen todos los síntomas, entonces has sanado. Pero si, aun sin la espina, sientes dolor al tocar la zona, significa que la herida es más profunda y aún no ha sanado».

Me explicó que, al igual que la idea de vida solo existe por la noción de muerte y el concepto de oscuridad porque percibimos la luz, la enfermedad es indispensable para comprender el bienestar. Eliminar su opuesto sería un absurdo. Mi doctora también me enseñó sobre la relación entre una enfermedad y su receptor: «Todo el tiempo hay enfermedades a nuestro alrededor esperando un instante de vulnerabilidad para atacar, pero las enfermedades solo afectan las partes débiles de un ser. Lo importante es recordar que la enfermedad no lastima si no hay un cuerpo que la reciba, y no hay pelea de una sola persona, se necesita de la otra parte para que tanto la enfermedad como la pelea existan».

Con estas ideas, empecé a asimilar que yo también tenía una parte, una participación, dentro del tema. Reconocí que, hasta entonces, había entendido la enfermedad desde el otro y su ataque.

Sin embargo, mi manera violenta de reaccionar ante la «enfermedad» fue también lo que me hizo enfermar.

Comprendí que el origen del dolor, la crueldad o el veneno de otro ser humano no está bajo mi control ni define mi sanación. La salud existe a pesar de la enfermedad; por ende, lograr mi sanación dependía de mí.

Para iniciar este proceso, Alicia me recomendó lecturas claves: *La Sanación de las 5 heridas* de Lise Bourbeau y *Sobre el duelo y el dolor* de Kübler-Ross y David Kessler. El propósito era asimilar los fundamentos de la sanación, respondiéndome preguntas esenciales como «¿qué significa enfermar?» y «¿qué significa ser fuerte?».

¿Qué significa enfermar?

Enfermar: viene del latín *enfermus* donde «en» significa no o sin, y «fermus» o «firmus» significa sano o fuerte. La palabra resultante en latín es *infirmus* que se traduce como no sano o no fuerte.

Mi manera de enfermar o reaccionar ante la toxicidad era un reflejo de mis propias heridas, mis debilidades y mi entendimiento de la fuerza. Todos estos significados fueron asimilados por mi subconsciente desde mi infancia y, hasta esta ocasión, no habían sido voluntariamente concientizados.

¿Qué significa ser fuerte?

Guiada por el profesionalismo de Alicia, pude tener conciencia de que mi forma de manifestar mi *fuerza* se forjó durante mi niñez a través de mis experiencias al sobrellevar situaciones de injusticia.

Distinguía la fuerza en los hombres de mi familia a través de sus actos en contra de los más vulnerables (mujeres, jóvenes o niños), y observaba con desprecio la «debilidad» de las víctimas. Recuerdo que, a mis 6 años, vi a mi tío Conrado encerrarse con mi primo, un adolescente de 15 años, y golpearlo brutalmente porque sacó bajas calificaciones. Durante todo ese acto, mi tía, callada, sumisa y víctima de la situación, se quedó llorando sin hacer nada por parar la injusticia. Percibí su rol como *débil* y yo quería ser *fuerte*.

Los conflictos en mi familia eran manejados de manera injusta bajo un totalitarismo patriarcal. Aprendí a ver la fuerza como algo que ataca y se defiende, y la preferí ante el rol de víctima que calla. Entonces, construí mi fortaleza desde mi oposición radical ante cualquier cosa que sentía como amenaza o injusticia. Y sin darme cuenta, por evitar ser víctima, me volví *victimaria*, reaccionando desde mi fuerza, justificando mi violencia y asumiendo que los problemas son generados por los otros.

Así fue como en mi subconsciente se quedó grabada la codificación de que cualquier ataque que viera o recibiera era motivo de guerra. Entonces, al enfrentarme por primera vez en mi infancia contra una amenaza personificada por los *bullies*, y sentir que me querían lastimar con toda la intención, me sentí impulsada a sacar el odio más profundo y contraatacar con furia.

No entendía que el más fuerte no es siempre el que exterioriza la pelea. Se requiere también mucha fuerza para saber callar, ceder y saber sacar la ira sin herir ni herirse, y sin contagiarse de la misma.

*

Entonces, querida Clara,

¿Qué significa sanar?

Al convertirme en tu mamá, presencié la máxima expresión de salud al ser testigo de la pureza con la que llegaste al mundo. Ese innato estado en ti me recordó la pureza de mi estado natural y me inspiró a recuperarla. Al rescatarla, pude identificar a todo aquello que, de algún modo, habían contribuido con mi enfermedad. Pero esta vez lo

vi con compasión. También comprendí que ellos, al igual que yo, habían incubado su propia enfermedad desde las heridas no resueltas de su infancia. Y, aunque no justifiqué sus actos, sentí que los había perdonado.

Así entendí que todos llevamos dentro ese estado natural sano y perfecto, y que lo que nos enferma no es más que nuestra reacción o vulnerabilidad frente a los desafíos o heridas de la vida. Empezar a sanar fue reconectar con ese «yo-sano» que vive en mí, en ti y en todos, como nuestra verdadera esencia.

Sanar también fue aceptar que las enfermedades existen y existirán, pero que mi salud no depende de eso.

Por último, sanar fue adquirir conciencia sobre el manejo de mi fuerza ante la enfermedad, de forma que *la cura no sea peor que la enfermedad*. Aprendí a gestionar mi fuerza para incluir nuevas capacidades: mantener mi paz interior, la flexibilidad de ceder y poner límites con claridad, no dejarme llevar por la ira, saber perdonar y aceptar lo que no puedo cambiar.

Lo que no me mató, me hizo más: humilde, flexible, tolerante, resiliente, sabia, agradecida, valiente, sana, *más fuerte*.

La etimología de la palabra «sanar» proviene del latín *sanus* y significa curar, remediar, reparar o restablecer la salud. *Sanus* también significa puro, correcto, natural (Vox, 468).

La palabra «perdón» proviene del término en latín *perdonare* que está compuesto por *per-* (a través de, completamente) y *donare* (dar, regalar). El término perdón implica «dar por completo», «ceder». La idea subyacente es la de liberar a alguien de una deuda, falta u ofensa, aceptando, concediendo el perdón o la indulgencia y así restablecer el bienestar.

Sanar: es el proceso de reconectarnos con nuestro «yo-sano». Empieza al nombrar y sacar lo que enferma. Luego, precisa que comprendamos y aceptemos la enfermedad. Finalmente, implica responder con inteligencia, gestionando nuestra fuerza según mejor nos beneficie. En este estado, desaparece el malestar asociado a la enfermedad y se vive con una sensación de paz y absoluto bienestar.

Sanar:

____

____

____

____

____

Perdonar:

____

____

____

____

____

T Tormenta

La palabra «tormenta» en un contexto meteorológico proviene del latín *tonāre*, que significa trueno o retumbar. Se usaba para referirse al ruido de los truenos y los fenómenos atmosféricos violentos, como lluvias fuertes, vientos intensos, relámpagos y condiciones climáticas extremas.

Pero, a veces, las tormentas también ocurren en un contexto mental, a través de situaciones que nos atormentan. Son creadas por el choque violento de fuerzas internas: tempestades traídas por recuerdos del *pasado*, el ruido de la ansiedad *presente*, y/o los truenos que nos atemorizan con la idea del *futuro*.

Querida hija, a continuación te dejo extractos de mi diario para intentar explicarte mejor este complejo fenómeno...

Día 1

Ansiosa, perdida... salto de la triste nostalgia del *pasado* a los anhelos del *futuro*... sin hallarme, en el *presente*, cómoda ni conectada... En un sinfín de jalones y mordidas, busco trasmitir el dolor que siento a la punta de mis dedos. La piel destrozada, al filo de mis uñas cortas, sangra. Espero frenar esta sensación, pero al siguiente día, al igual que mi pena, mis uñas crecen y tengo la necesidad de desgarrarlas nuevamente, al igual que a mi amargo sentir.

Mi mente viaja al pasado y me invade un profundo extrañamiento de mi ciudad, mi entorno familiar, las personas que me ayudaban y acompañaban... Esa red de apoyo a quienes a veces podía delegar mi trabajo, las responsabilidades del hogar o el cuidado de mi hija.

Han pasado más de 2 años desde que sentí ese soporte… 2 años desde que me mudé lejos de mi familia y de lo familiar.

Acá estoy a cargo de *casi* todo. No tengo a quien delegar: *qué vamos a comer, cocinar, lavar platos, secarlos, guardarlos…* Hija, báñate; barrer el piso, trapear, limpiar polvos, ordenar juguetes, cambiar las sábanas… Limpiar el baño, el mesón de la cocina, comprar comida, las loncheras diarias, limpiar la refrigeradora, toallas, lavar la ropa, doblarla y guardarla. Limpiar el patio, regar las plantas… Decidir *qué vamos a comer, cocinar… volver a lavar platos… guardarlos.* Hija, lávate los dientes, ponte bloqueador solar, lávate la cara, ponte pijama, guarda los legos… Haz la tarea, practica piano; llevarla a sus clases de piano, llevarla a la escuela… Comprar regalos, fiestas de cumpleaños de fin de semana, cambiar el filtro del agua, filtrar el agua, reciclar, la basura… Hay que hacer los pagos, el jardinero, la escuelita, planear viajes, actualizar el calendario. Recuerda la cita con el doctor, sus doctores, mis doctores; su salud, mi salud, tareas, preguntas, organizar. Asegurarme de que practique lectura diaria, que practique matemáticas, que no vea mucha televisión, que no use tanta tecnología… Que tenga ropa que le quede, alimentarme sanamente, que se alimente sano. *Y qué vamos a comer, cocinar, volver a lavar platos, guardarlos…* No subir de peso, quitarme las manchas de la cara, vestirme bien, que su mascota lagartija se cure, comprar la comida de la lagartija, limpiar la jaula de su lagartija… Que no se me noten las arrugas, que mi piel esté hidratada, que su piel esté hidratada. Estudiar bienes raíces para pasar el próximo examen, la remodelación, lo que hay que comprar para la remodelación… *Qué vamos a comer, cocinar, lavar platos, guardarlos.* Terminar la decoración de su cuarto, que me contraten para vender esa casa y poder hacer dinero para pagar el viaje añorado. Hacer ejercicio, hacer músculo, las alergias, la picazón de mis ojos, mis ojos rojos… Pagos de tarjetas de crédito, hacer la declaración de impuestos, meditar, dormir bien, que el ilustrador me conteste para el trabajo que le pedí hace tres semanas, hacer buena arquitectura, ahorrar más. *Qué vamos a comer, cocinar, volver a lavar platos, guardarlos…* Resolver los parqueaderos del edificio que estoy diseñando, que obtengamos el estudio de mercado correcto para el proyecto… ¡Argh!

Y luego, ¿que por qué me cuesta dejar de comerme las uñas…?

Mi mente está saturada. La ansiedad se ha apoderado de mí.

Día 2

Todo comenzó hace 2 domingos. Estaba hablando con mi hermana y me contó que, después de vivir 10 años en el extranjero, decidió mudarse de vuelta a Ecuador el próximo año. Escucharla despertó mi mayor anhelo…: hacer lo mismo. Cuando colgamos, miles de preguntas sobre el pasado y el futuro estallaron como una *tormenta* en mi mente y, sin darme cuenta, me desconecté del presente. Me llené de interrogantes cargados de ansiedad: ¿Será que fue lo mejor mudarme a Estados Unidos? ¿Será que la situación de Ecuador mejora para volver? ¿Será eso lo óptimo para mi hija? ¿Será que mi esposo quiere volver? ¿Será que vale la pena terminar de amoblar nuestra casa en EE. UU. si a la final nos vamos a mudar pronto…? ¿Será?, ¿será?, ¿será?, ¿será…?

Pasé las siguientes semanas ahogada en una mar de suposiciones, hasta que el ruido de los *anhelos* y la incertidumbre traspasó todas las paredes de mis pensamientos inundando de preocupación hasta la más mínima idea. A esto se sumó el cúmulo de preocupaciones que tenía antes sobre la carga mental de mi *presente* y las añoranzas del *pasado*…

Ya no había vuelta atrás: la *tormenta* me había invadido.

Día 3

Esta vez llegaste sin avisar. Entraste sin darme cuenta. No sé si te colaste por mis poros o a través de mis conductos auditivos, deslizándote suavemente hasta mi tímpano, para luego retumbar con ecos ensordecedores en mi cóclea, activando el estado de alerta en todo mi cuerpo.

Durante la mañana, te esparciste por mi sistema sanguíneo, haciendo sentir a mi cuerpo cansado, pesado y oscuro, e iniciando una liberación masiva de cortisol…

Al caer la tarde, dejaste gran parte de tu presencia en forma de un nudo asfixiante en mi garganta, con sabor a vértigo, a hueco, a preocupación, a agitación…

Y, finalmente, en la noche, subiste a postrarte en mi ático. Vi cómo te acomodabas, amplificando cada rincón de mis surcos cerebrales con parlantes de frente, centrales y repetidoras laterales. Te vi cuando diste la orden de subir el volumen y empezar. Con 5.000 *watts* de potencia eléctrica y 150 decibeles, proporcionaste el máximo volumen… y empezó el debut de tu gran obra: *El ruido de las 1.000 voces de La Loca de Arriba.*

—No me puedo dormir. —Vuelta.

—Hay que cambiar el colchón. —Vuelta y vuelta.

—Si no hubiéramos elegido el colchón más barato, tal vez no estaríamos tan incómodos ahora… —Cambio a pose boca arriba.

—Pero no podíamos, en ese momento no teníamos ingresos suficientes y no era conveniente endeudarnos con un lujo…

Necesitábamos un colchón que nos alcanzara con lo mínimo… —Vuelta, vuelta, vuelta.

—Dicen que dormir de lado arruga… ¿Será que alguien inventó alguna almohada que no arrugue? —Me levanto, abro Amazon en mi celular y busco *«anti wrinkle pillow»;* me aparecen 30 resultados.

—¡Duérmete, Eva! No te vas a poner a comprar algo a las 2 de la mañana. —Apago el celular, dejo guardada la búsqueda para un futuro. Otra vuelta.

—¡¡¡Aaah, necesito dormiiiiiir!!! —Vuelta, vuelta, vuelta, estiro mis piernas tensamente. Respiro, aprieto los ojos, y después de unos minutos, caigo al fin dormida.

Amanece y suena la alarma, la apago, me doy la vuelta y me vuelvo a quedar dormida. Vuelve a sonar la alarma, la vuelvo a apagar.

Escucho sonidos de platos en la cocina. Me levanto asustada. Es Clara que se ha levantado con mis alarmas fallidas y ya está vestidita y peinadita, desayunando sola.

—Buenos días, mami, ya me preparé un cereal —me dice con calma y dulzura.

Siento una punzada en la garganta: ¡qué mala madre soy!

—Perdón, mi amor, me dormí muy tarde ayer.

—Tranquila, mami, duerme más si necesitas.

—No, no, ya estoy aquí, ya te preparo la lonchera.

Lonchera, fruta… ayer le mandé naranja, ahora le toca manzana. ¡Uy! Pero está con su encía lastimada, tendré que cortarla… ¡Ay!, ¡mi esposo otra vez se llevó las sobras de la cena! Ni modo, le toca sándwich de nuevo… ¿Y su encía? Tocará mandarlo hecho pedacitos también, ni modo. Agua, no me puedo olvidar de ponerle el agua en la mochila porque ayer se la olvidó.

El proyecto de arte… ¡argh! ¿Por qué no lo guardó ayer? ¡¿Por qué no me hace caso?! ¡Le dije que lo guardara!

—Clara, ¿ya te lavaste los dientes…?

—Uy, mami, perdón, me quedé jugando.

—Clara, dientes, lavarse la cara, bloqueador solar… Hija, anda que necesito terminar el sándwich. Por favor, concéntrate en la misión, no te pongas a jugar ahora.

Suena una alarma en mi teléfono, una notificación de que a las 9 viene el señor del tanque de agua a repararlo. Me distraigo y entro a responder mensajes de WhatsApp.

—Ya, mami, estoy lista.

—¡Uy, Clara! Ya voy.

Entro al baño, me veo al espejo mientras me lavo la cara. Me enfoco en evidenciar de cerca mis manchas, mis arrugas, mi cansancio. Y esa *voz* vuelve a tomar el micrófono y su ruido a amplificarse en mi cerebro: definitivamente necesitas láser, esas manchas están fuera de control, ¡¿qué son esas espinillas nuevas?!. No te olvides de ponerte alarma para el blanqueador de dientes, ya necesitan. Con la cita del técnico del agua ya no llegas caminando hoy a la escuela, tendrás que ir en auto. Ay, Eva, ¡cuarta semana sin hacer ejercicio!

Escucho a Clara en el piano; casi empiezo a sonreír cuando me suena la alarma del reloj. Son las 8:45 y todavía seguimos en la casa…, ¡estamos tarde!

—Perdóname, mi amor, me distraje, no fue mi intención que llegaras tarde de nuevo —digo en el carro, mordiéndome las uñas de remordimiento.

Noto su carita de pena, no puede ocultar su enojo y tristeza, no le gusta llegar tarde y perderse las instrucciones del inicio del día.

—Perdón, mi vida, mañana te prometo levantarme más temprano. Tú no tienes la culpa, es culpa mía, perdóname.

—Está bien, mami —me dice con carita de tristeza.

—Que te vaya lindo, mi amor… —Le doy un beso en la frente y me responde con una sonrisa.

De regreso a casa, mis dedos vuelven a mi boca y voy desgarrando uno a uno pedazos de uña. No paro hasta no sentir un dolor lo suficientemente potente como para opacar el sonido de mis pensamientos. –¡¿Qué clase de madre soy…?!–

Pobre niña, Eva, ¡de ley la traumas! ¡Ni que fuera para tanto levantarte a las 6 a. m.! Hay mamás que se tienen que despertar a las 4 a. m. y lo logran… Ni que tuvieras 3 hijos. EVA, REACCIONA. ¡Qué irresponsable eres!

Empiezan a llover de mis ojos lágrimas de rabia, dolor y tristeza…

Día 4

Hoy es el cuarto día de escuchar a *La Loca de Arriba* atormentándome con sus opiniones y comentarios, sobre todo, preocupándome por lo que aún no ha ocurrido, sobreanalizando el *presente* y entristeciéndome por el *pasado*. ¡No para! Dentro de lo que me dice… ¿qué será lo que de verdad me quiere comunicar?

En un intento fallido de meditación, recuerdo haber sentido esta sensación de hueco doloroso antes, pero no recuerdo cómo sacarlo, cómo tratarlo sin que me lastime más…

Esa noche me dormí llorando y rezando a todas las fuentes de luz que alguna vez había sentido iluminar mi vida: Dios, la energía del cosmos, Buda y el espíritu de mis ancestros. Les supliqué que por favor me ayudaran a encontrar las herramientas necesarias para poder atravesar esa tormenta sin lastimar ni lastimarme.

Al día siguiente, recordé aquel episodio tuyo en el que el monstruo de tu cama resultó ser solo una almohada. Iluminar lo desconocido y atreverte a mirarlo apagó tu miedo, y pudiste volver a dormir en calma. Era el momento de hacer lo mismo: *enfrentar mi monstruo con la valentía de mirarlo de frente*. Así que decidí no ocultar más la oscuridad de mi tormenta interna, sino alumbrarla, comunicarla y empezar a buscar herramientas que me ayudasen a atravesar el temporal sin ahogarme en el intento.

Durante una conversación rápida con una mamá de la escuela, le confesé que estaba pasando por un periodo de profunda ansiedad. Ella empatizó con mi situación desde su humanidad y me confesó, avergonzada por la simpleza de su consejo, que cada vez que se sentía así, volvía a ver la película *Intensamente*.

Esa tarde, sin juzgar la simpleza de la recomendación, me puse en acción y te pedí volver a ver la película juntas. Me confesaste que no querías verla porque era una película triste y no te gustaba ese sentimiento. Te revelé que a mí tampoco… pero que era una tarea que me habían dado y al final logré convencerte.

Esta vez la vi a conciencia y, gracias a la sensibilidad que sentía en ese momento, pude entender una enseñanza maravillosa de la película que no había captado la primera vez que la vi. Identifiqué, al fin, a la visitante que tanto me atormentaba a diario. Se llamaba Ansiedad y era prima hermana de Tristeza, venía de Ecuador y también se le hacía difícil habitar en mí estando lejos de su tierra. Evidencié que la principal complicación de esta emoción, al igual que con la tristeza, ocurría cuando esta perdía contención y empezaba a manchar de miedo todo a su alrededor. Recordé que, curiosamente, en arquitectura el concepto de contener era indispensable para el funcionamiento ideal de una edificación.

Al edificar, no existen espacios malos ni buenos, simplemente espacios. Si están delimitados y ubicados en una zona conveniente, lograrán cumplir su función sin dañar ni interferir con las funciones del resto. Por ejemplo, el área de basura en un edificio solo creará malestar si el espacio no está contenido y los desechos empiezan a contaminar, desprendiendo olores hacia las demás áreas, al igual que el área de máquinas, que puede ser muy estridente. Si se delimita con paredes que tengan resistencia acústica, se podrán ocupar los espacios colindantes sin que incomode el ruido. Un baño sin paredes o un basurero sin contenedor sería un caos. Los espacios, al igual que las emociones, necesitan contención.

*

Esa noche, soñé que dialogaba con mi ansiedad…

—Bienvenida, pasa. Toma asiento. No tienes que hablar tan alto; te escucho, tienes mi atención. Dime, voy a poner mis dedos a tu servicio y traducir tu voz al procesador de texto.

—Gracias, Eva. Pues, bueno, te quiero decir que me mata la incertidumbre de no saber qué va a pasar en 2 años, si vamos a poder volver a vivir en Ecuador o no. Quiero decirte que extraño tu ciudad, a tus amigos de toda la vida, lo conocido, el sabor del pan, la silueta de las montañas en la penumbra, el hablar todo el tiempo en tu idioma. Extraño desayunar *humitas*, el poder almorzar los domingos con tu familia.

»Extraño que alguien se haga cargo de tu hija, aunque sea a veces. Y, aunque me da ilusión el proyecto futuro de construir una casa de campo con tu hermana en Ecuador, sufro pensando en la alarmante inseguridad de la ciudad. Te quiero confesar que tu esposo no se quiere mudar y que tengo mucho miedo de que esa decisión no sea la mejor para tu hija, aunque tengo el mismo miedo, o más, de que quedarnos aquí sea peor. Quiero decirte que me siento sola, que extraño sentirte más útil en tu profesión, extraño poder ir a tu cafetería preferida sin que te sirvan en taza desechable. Extraño que no te piquen los ojos por las alergias del polen, extraño el apoyo, lo cotidiano, lo básico y familiar. En el presente, en cambio, me agobian las mil responsabilidades constantes y la soledad… Con tanto a la vez, siento que me atoro, me asfixio y estallo.

—Te veo, recibo tu sentir. Tu voz me sabe a tristeza, canta y resuena con mi pena del *pasado*, por haber dejado a mi país y a los míos, con la amarga incertidumbre del *futuro* y con mi abrumador *presente*. Solo que tengo que ponerte límites porque no se siente bien que hagas tanto ruido en mi cabeza todo el tiempo. Puedes tener espacios para sonar como parte de un todo, pero no para adueñarte de la armonía ni calma del espacio, ni de toda mi atención. Tienes que entender el hecho de que <u>no existes sola</u> y si me gritas tu dolor de manera permanente, sería injusto y ensordecedor para el resto de los sonidos y sentires que también existen dentro de mí y que también quisiera escuchar.

—¿Soy mala?

—No, no es cuestión de bien o mal; solo que se siente mejor un volumen controlado a los ruidos altos que haces. Entiendo también que, si no te presto atención, empezarás a gritar y a atormentarme. No obstante, quiero, además, conectar con otras emociones, escuchar a Clara tocar el piano o sentir la alegría de bailar sin tener que escucharte todo el tiempo. Tu presencia excesiva es contraproducente para mi existencia y el convivir en paz con mi hija y los que me rodean.

—¿Qué hago entonces?

—Acepto tu presencia eventual, que tu dolor y el mío sean reales y que tal vez jamás se vayan. Sin embargo, también acepto el hecho de que hay muchas cosas buenas y reales que suceden a mi alrededor (todo el tiempo), con las que quiero conectar sin tu presencia abrumadora. No es saludable, no me da bienestar y me lastima tu presencia permanente. Para poder convivir, necesitamos límites sanos donde tengas espacios contenidos para que *seas*, sin que tu presencia contamine toda mi *calma*.

»Entonces, te propongo aceptarte, contenerte y sembrar en ese hueco asfixiante y abrumador cosas buenas; subirles el volumen a las emociones sanas y bajarle el volumen a tu ruido… Caminar más veces descalza, enfocarme en menos cosas a la vez y que aprendamos a disfrutar a diario del silencio presente. Ayudarte a conectar con el resto de los sonidos y levantar tu voz para pedir ayuda y apoyo, para que así, juntas, podamos vivir con bienestar y armonía. ¿Te parece?

*

Querida Clara,

Usé la analogía de la tormenta para contarte sobre esas situaciones extremas que a veces he vivido o que vivirás. Pero, más allá de que este tipo de situaciones sean buenas o malas, son parte de un ciclo natural e infinito que nos enseña la importancia de la descarga, la contención y la unión para volver a la *calma*.

En la naturaleza, la tormenta se origina por un choque de fuerzas y cambios de temperatura. Es una lucha de poderes entre el calor y el frío, una variación brusca de presión e inestabilidad atmosférica. Inicia cuando el calor de la tierra eleva al cielo partículas de aire y agua en forma de vapor, creando nubes cargadas de energía. Las corrientes de aire frío, que fluyen libres por el firmamento, se encuentran por sorpresa con estos elementos en su transitar. Este choque inesperado produce una violenta explosión eléctrica: las partículas de vapor no quieren ceder el calor que las eleva, y el viento batalla por no perder el frío que lo aterriza. Una sinfonía de truenos, rayos y estruendos acompaña la tormentosa batalla. Entonces, las nubes engordan, se hinchan y se tornan grises, oscuras. Sienten que van a explotar… hasta que un destello de luz ilumina el camino a seguir y aceptar. Ambas fuerzas ceden, y de su conexión nacen tiernos átomos de un líquido flexible, transparente, inofensivo y hermoso. Esos átomos inician la descarga convertidos en agua.

Estas gotas en un inicio se aferran a las nubes, sienten vértigo al ser expulsadas al abismo, a ese hueco enorme de incertidumbre. Sin embargo, *se tranquilizan al saber que no están solas*; se toman de las manos unas a otras y saltan juntas al vacío. Unas caen sobre tierra, nutriéndola; otras besan las copas de los árboles acariciando sus hojas; otras se convierten en alimento de plantas y animales; otras se apoyan sobre piel humana, humectando y despertando conciencia de lo tangible, de lo frío y mojado. La descarga produce una fiesta silenciosa en la que cada gota encuentra cómo liberar su energía al vincularse con lo real.

La tormenta termina cuando aterriza, toca tierra, se apoya, conecta… Y entonces llega la *calma*.

-

La etimología de la palabra «tormenta» proviene del latín *tonāre*, que significa trueno o retumbar, y se usaba para referirse al ruido producido durante ese temporal (Corimas, 586). Podría también estar relacionada con la palabra en latín *tormentun*, que es un término para nombrar una máquina de guerra movida por cuerdas; un instrumento de tortura asociado al tormento, el sufrimiento, la angustia y la pena (Vox, 529).

Tormenta: lo que precede a la calma.

Tormenta:

____

____

____

____

____

____

U   Unión

Hija, sé que a veces puedo mostrarme un poco agobiada con tus miles de preguntas, pero quiero que sepas que agradezco todas y cada una de ellas, ya que, a pesar de que puedan sonar triviales o pueda resultar cansado responderlas constantemente, las valoro porque me muestran la magia que logras descifrar a través tu pura e ingenua curiosidad. De hecho, una de las respuestas a tus preguntas marcó mi entendimiento crucial de esta palabra.

Esto ocurrió una tarde de otoño mientras caminábamos juntas a casa después de retirarte de la escuelita. Recuerdo que parte de nuestro ritual de caminata era, además de pisar la mayor cantidad de hojas secas en el suelo y deleitarnos con su crujiente sonido, responder a las preguntas que tuvieras. En esa época estabas enfocada en entender mejor el funcionamiento de tu cuerpo y de cómo y por qué estábamos diseñados de la manera en que lo estamos, y entre otras dudas me preguntaste:

—¿Mami, por qué tenemos 2 ojos y no solo uno?

—Para ver mejor —te respondí de manera casi automática, pero noté tu carita de insatisfacción ante mi tibia respuesta.

—¿Pero cómo mejor? —insististe.

—Llegando a casa investigo y te cuento. ¿Te parece? —Tu carita se iluminó ante mi propuesta.

Esa tarde puse manos a la obra, empecé a investigar y descubrí que, en efecto, la simpleza de mi contestación no le hacía justicia a la respuesta científica que explicaba magistralmente el concepto de *unión*:

«Cada ojo capta imágenes ligeramente distintas según la posición en que se encuentra y gracias a la *unión* de ambos campos visuales, logramos percibir la dimensión, profundidad y volumen de los objetos, lo cual es crucial para juzgar distancias y tener perspectiva».

Me quedé igual de maravillada que tú con el hallazgo. Pensar que un elemento pueda *mejorar* a otro al unírsele era una idea simple y obvia, pero al asimilarla en otros contextos resultaba muy potente, por ejemplo:

- *Juntar* la melodía de tu manita derecha en el piano al acompañamiento de tu manita izquierda lograba armonías completas.

- Débiles telas de araña se volvían más fuertes que el acero gracias a la *unión* de varias fibras.

- Simples colores primarios eran capaces de crear un infinito mundo de tonalidades gracias a *combinarse*.

- La *unión* de varios hilos crea telares tan fuertes como para sostener un avión.

- La creación, hace millones de años, de los primeros organismos vivos a partir de la *unión* de moléculas de carbono con otros elementos como hidrógeno, oxígeno, nitrógeno, fósforo y azufre, formaron las bases de las moléculas orgánicas necesarias para la vida.

Todos los ejemplos que había encontrado de asociaciones donde prevalecía la idea de unión eran válidos. Sin embargo, adentrarme en el capítulo anterior, *Tormenta*, me permitió entender la fuerza de la palabra «unión» desde una nueva perspectiva: desde su antítesis, la desconexión o des-unión, es tormentosa:

- La desconexión de la vida es el suicidio.
- La desconexión de la realidad es la locura.
- La desconexión del presente es la depresión, el estrés y la ansiedad.
- La desconexión de los otros es el egocentrismo, la soledad y la tristeza.
- Las tormentas solo cesan si se descargan, si aterrizan, si conectan.

En un episodio de depresión, hace unos años, hablé con Alicia, y mientras le narraba con lágrimas mi sentimiento, me pidió que le describiera de manera física cómo y dónde se ubicaba mi tristeza. La pude visualizar como un hueco profundo en mi garganta que me trasmitía un vértigo paralizador. Al final de la sesión, Alicia me contó que en psicología lo opuesto al vértigo son el apoyo y la conexión… Si me imagino frente al abismo y siento mi mano unida a la mano de un ser querido, dejaré de sentir el miedo a caer.

$$\text{Vértigo} = \text{Desconexión}$$
$$\text{Vértigo} \neq \text{Unión}$$
$$\text{Estabilidad} = \text{Conexión}$$

Esa noche, soñé que caía en un abismo y que de mis omóplatos desnudos se desprendían fibras rojas simulando débiles intentos de alas… De repente, cuando llegaba a un nivel más profundo dentro del hueco en la tierra, aparecían otras personas también cayendo; el magnetismo entre nuestros vértigos se atraía y unía unas fibras a las otras tejiendo un textil enorme y robusto que nos sostenía y estabilizaba. Como producto de esa unión, al fin todos dejamos de caer. Esta red impulsó nuestros cuerpos en contra de la gravedad para elevarse a la superficie como un todo.

*

Querida Clara,

Es octubre y el clima está delicioso. Siento una suave brisa acariciar el ambiente mientras el sol pinta de oro, con sus últimos rayos, las hojas de los árboles. Estás sentada frente a mí, contenta, atenta y curiosa, con esas ganas y energía propias de una niña de 7 años que tanto admiro y envidio sanamente. He pasado días de desgano, mal genio, uuuuf. Días apagados, grises desde adentro.

Siento que un hilo de preguntas se comienza a enrollar en mi mente… ¿Y por qué yo no me podré sentir así de bien? ¿Por qué esforzarme? ¿Por qué querer ser lo mejor?

Con tanta pregunta dentro de mí reconozco de nuevo que *pierdo perspectiva…* y siento que empiezo a ver *con un solo ojo.*

Reflexiono sobre mi limitante y precario estado cíclope y pruebo a mirar ese sentir con dos ojos, con perspectiva. Junto las inquietudes de mi *yo* al *nosotros* y siento que la tormenta cesa y aterriza. Y con convicción me respondo: quiero sentirme bien para ti, esforzarme para ti, ser la mejor mamá para ti, quiero amarte mucho y aceptarte aún más. Reconozco que lo que me causa dolor son las cosas que solo están en mí, lo que me atormenta son esos pensamientos etéreos que no conectan ni aterrizan con los otros.

¿Será que el *yo* puede hacer sentido sin *unirlo* al *nosotros?*

Quizás la respuesta es no.

Entonces, me convenzo de que soy un instrumento cuya naturaleza es sonar, igual que tu piano. Pero para hacerlo preciso de otro que saque mi melodía, conectar con el «otro» y que mi sonido llegue hasta sus oídos para que estos resuenen y mi yo exista y responda a un «para qué».

La unión crea coherencia.
La unión crea perspectiva.
La unión estabiliza.
La unión hace la fuerza.
La unión aterriza.
La unión da sentido al *yo*.

La etimología de la palabra «unión» proviene del latín *unus*, que significa: uno, cosa de unidad, único (Monlau, 443; Corimas, 593).

Unión: es la conexión necesaria para que las partes de un todo cobren sentido. La unión representa perspectiva, fortaleza, armonía, compañía, apoyo, complemento y calma.

Unión:

____

____

____

____

____

____

V Viada

Era un viernes del 2006, el reloj marcaba las 9:45 de la mañana y yo estaba acomodándome en una silla de la primera fila de mi clase de *Física aplicada a la arquitectura*. En el colegio nunca me interesó estudiar física, no le encontraba el valor y por ende era *pésima*, al punto de reprobar. Sin embargo, en la universidad en Estados Unidos, tuve un profesor de física increíble, Albert, quien era un artista para explicar temas complejos y logró contagiarme su amor por las ciencias exactas.

Adentrarme en entendimientos científicos era algo nuevo para mí. Hasta entonces, estaba acostumbrada a que las cosas «me pasaran», por casualidad, sin sentir que tenía ningún control o poder frente a ellas. Crecí en un hogar sin recetas, sin mapas y (obvio) sin entendimiento de leyes científicas de nada. Aprendí a nadar ahogándome y a cocinar quemando la comida. Viví mi infancia y adolescencia desde lo empírico, sin técnica científica detrás, solo desde la intuición y a veces inspirada en el *ñeque*[5] heredado de mis padres.

En la clase anterior, habíamos aprendido a calcular cómo vaciar una piscina tipo tanque, en un tiempo determinado. Yo estaba maravillada. El conocimiento me hacía sentir poderosa. Me fascinaba la sensación de certeza que me daba resolver un problema desde las ciencias: no había relatividad, subjetividad, ni miedo que me detuviera. Aplicando el último aprendizaje, no importaba qué tipo de tanque de agua me pusieran enfrente, yo tenía la capacidad de determinar, calcular y controlar sus variables.

---

[5] La palabra «ñeque» en Ecuador es sinónimo de fuerza, proviene del quechua *ñiqquiy*, que significa músculo.

El tema de la clase de ese día era la teoría de *Momentum* (Teorema Impulso-Momento).

Sus clases eran sistémicas, tenían un ritmo predecible, claro y agradable. Comenzaba a la hora exacta, siempre con sus 3 frases célebres, y después arrancaba la explicación con un ejemplo desde lo cotidiano:

—*Remember* (Recuerden)… —repetía de espaldas mientras escribía en la pizarra de marcador:

- *Knowledge is power* (El conocimiento es poder).

- *Scientific knowledge is your ultimate tool to solve or avoid problems* (El conocimiento científico es su herramienta máxima para resolver o evitar problemas).

- *Science does not recognize coincidences, only causalities* (La ciencia no reconoce las casualidades, solo causalidades).

Esa clase era sobre las leyes que gobiernan el funcionamiento de las fuerzas en movimiento. Desde ese conocimiento aprenderíamos a calcular un impacto deseado basados en la masa, fuerza y tiempo de una acción. La aplicación profesional era diseñar soluciones arquitectónicas que garantizaran soportar impactos sísmicos específicos. Sin embargo, las clases de Albert tenían una misión de fondo: capacitarnos para resolver problemas desde la objetividad, que entendiéramos las leyes científicas que, queriendo o no, gobiernan el juego de la vida, y que al entenderlas valorásemos su poética forma de dar significado al caos de la ignorancia.

En ese punto de mi existencia, lo único que me interesaba era entender mi capacidad de movimiento y sentido en la vida. Y como todo conocimiento que iba cosechando, arquitectónico, físico o de cualquier índole, lo aplicaba en primero en mí para confirmar su veracidad.

Albert empezó con un ejemplo simple, pero eficaz:

—Imaginen que necesitan romper un vidrio de 3 × 3 metros y tienen dos esferas situadas a la misma distancia. La primera esfera es de madera sólida del tamaño de un limón y es sostenida por un musculoso lanzador profesional. La segunda es de vidrio, del tamaño de un arándano, y sostenida por un escuálido estudiante de arquitectura. ¿Quién rompe el vidrio primero?

Quería levantar la mano y responder lo obvio, el primero, pero en las clases anteriores sus preguntas habían tenido trampa, así que preferí esperar a que algún arriesgado lanzara (como carne a los leones) su respuesta. La mayoría ya estábamos familiarizados con la superioridad intelectual de nuestro *sensei*, así que escondimos tímidamente las manos y preferimos morir en el silencio de nuestra ignorancia.

No obstante, el *show* tenía que continuar con o sin respuestas automotivadas, así que Albert señaló con su marcador de pizarra rojo a Satoshi. Pobre Satoshi: no solo había llegado hacía pocos meses de Japón y era hipertímido, sino que además entendía inglés menos que yo.

—*Tell me, Satoshi, who will break the glass first?* (Dime, Satoshi, ¿quién romperá el vidrio primero?) —preguntó en tono inquisitivo.

—*Eeeh… mmm… the fi-fi-first thrower…* (Eeeh… mmm… el pri-pri-primero…) —le dijo el pobre Satoshi tartamudeando, presionado por tener que responder lo primero que se le pasaba por la mente, sin entender bien la pregunta.

—¡No! —dijo Albert con firmeza, pero con una sonrisa de victoria en el rostro.

Sabía que había trampa.

—El vidrio no se romperá a no ser que exista una acción, un lanzamiento con la fuerza suficiente, que lo golpee.

Albert se dio la vuelta y empezó a escribir con su caligrafía perfecta el siguiente enunciado en la pizarra:

If there is no action, there is no reaction (Si no hay acción, no hay reacción).

—Si ninguno actúa lanzando la esfera, ¿por qué habría de romperse el vidrio?

Nos explicó que el impacto (movimiento) depende de la acción y su fuerza, no solo de la presencia de un objeto con «potencial» (masa).

—Si el *musculoso* lanza sin potencia, no logrará su propósito. No es cuestión de suposiciones o de si uno es más fuerte que el otro. Es cuestión de accionar ese potencial de máxima capacidad para lograr el efecto deseado. El impacto ocurre a pesar de la masa (objeto) pero su resultado depende de la potencia (fuerza) del lanzamiento.

»Si el flacucho usa una pistola para lanzar su miniesfera (que la masa del objeto sea pequeña es irrelevante) romperá el vidrio por su velocidad y fuerza; al igual que el musculoso si logra que su fuerza impulse lo suficiente su esfera.

En términos físicos, la fórmula de la teoría de *Momentum* (Teorema Impulso-Momento) es una ecuación que describe cómo una fuerza aplicada a un objeto durante un cierto período de tiempo cambia su estado. En otras palabras, el impulso o impacto es igual a la fuerza multiplicada por el cambio en el tiempo durante el cual actúa la fuerza. El teorema del impulso es importante para comprender cómo las fuerzas afectan el movimiento de los objetos:

$$\Delta p = F \cdot \Delta t$$

Donde:

- Δp es el cambio en el momento (también conocido como impulso o impacto).
- F es la fuerza aplicada sobre un objeto (la acción de fuerza del fuerte o el flacucho).
- • Δt es el tiempo durante el cual se aplica la fuerza.

Era interesante el ejemplo de Albert. Pero aún no lo lograba asimilar por completo, me parecía demasiado abstracto y complejo. Me di la vuelta para pedir auxilio a Francisco, mi querido compañero dominicano. Él dominaba el inglés, al igual que las ciencias exactas. Y le pregunté:

—¿Me explicas, *porfas*?

—*Momentum* es como la *viada*, es como el impulso que toman los jugadores de fútbol para tener un disparo potente, es darle fuerza a la acción —me dijo.

Desconozco si esa comparación era académicamente correcta o no, pero a mí me hizo sentido. Salí de mi clase con una sonrisa de oreja a oreja, repitiendo la palabra *viada* en mi mente. Sentí mis neuronas bailando de alegría al ritmo del eco de la increíble información resonando en mi cabeza… *Viaaaada.*

¿Era cierto que, si aplicaba esto a mi vida, podría tener el poder sobre el resultado de mis acciones?

Determiné que la única manera de asimilar el concepto era aplicarme su hipótesis en carne y hueso. Entonces esa tarde, en mi diario, escribí mi propio experimento.

La Hipótesis: Si estudiaba de firma repetida física, durante un tiempo determinado, lograría tener *viada* (momentum) y, como consecuencia, terminaría por dominarla.

La Premisa:

- Δp Resultados obtenidos hasta el momento (impacto logrado): Era pésima para física, reprobé.

- Δt Objeto: No valoraba ni le daba peso a esta acción. No me interesaba el tema.

- F Fuerza / acción y tiempo: Estudiaba poco o casi nada.

$$\Delta p = F \cdot \Delta t$$

Reprobar (resultado) Δp = vagamente, casi nunca (tiempo) x desinterés por estudiar (fuerza y objeto)

Mi meta: Dominar física, entenderla.

Dominar = valorar y actuar con fuerza x persistentemente, varias horas al día.

Objeto (valor/peso/masa): me interesaba, valoraba aprender física.

Fuerza y tiempo (acción/potencia/intensidad): estudiaría todos los días por 3 horas, hasta lograr el resultado deseado.

Empecé mi experimento grabando las clases de Albert. Mi primera hora de estudio diario reescuchaba la clase para asegurarme de que entendía todo el contenido, buscaba el significado de términos complejos en mi diccionario científico, y el resto de las palabras en inglés que desconocía en el diccionario de traducción. La siguiente hora la dedicaba a hacer los ejercicios de la clase, uno por uno, a conciencia. Finalmente, durante la tercera, repetía ejercicios similares, pero con números o contextos distintos para asegurarme de que estaba entendiendo los conceptos abstractos en su esencia y no solo memorizándome fórmulas.

Los primeros tres meses no vi resultados en mi desempeño académico. El único aumento notable era el tamaño de mis ojeras, ya que además de las horas diarias que dedicaba a estudiar física, tenía que cumplir con el resto de los requerimientos y tareas de las otras demandantes materias de la carrera de arquitectura: construir maquetas, hacer modelos 3D y perfeccionar mis habilidades de dibujo a mano alzada.

Sin embargo, al cuarto mes, algo cambió. El resultado de mi prueba mostraba por primera vez una «A» reluciente adornando la esquina izquierda de la hoja.

—WOW. ¡¡¡Funcionó!!!

No me lo creía. No era mala para física, sino que me faltaba VIADA.

Para resumir el cuento, al siguiente semestre llegué a dominar tanto la materia, que me hicieron asistente de cátedra y conseguí un trabajo en la universidad como tutora de física de estudiantes internacionales que también pensaban que *eran pésimos para física.*

Aplicando esta misma técnica (científicamente comprobada) fue como empecé a usar recetas para cocinar y dejé de quemar el arroz. Aunque cabe recalcar que también me he encontrado con miles de excepciones a la regla. Estas leyes aplicadas a contextos más humanos y cotidianos, como el amor y el gusto, definitivamente no se aplican siempre. Por ejemplo, no logré que, pese a mi esfuerzo constante, te gustase la coliflor, o nunca logré un *momentum romanticum* con Daniel, a pesar de la intensidad de mis intentos y de cuánto valoraba su compañía, pero bueno, eso ya fue tema de otra historia.

*

Querida Clara,

La primera ley de Newton dice que un objeto en reposo permanecerá en reposo, y un objeto en movimiento continuará en movimiento, a menos que una fuerza externa neta actúe sobre él. O sea, en el espacio interestelar observaríamos que, si *un objeto estuviera en reposo, se mantendría en reposo hasta que hubiera una fuerza que causara un cambio en su movimiento.* Del mismo modo, si un objeto tuviera una velocidad, continuaría moviéndose con esa velocidad hasta que hubiera alguna fuerza que causara un reposo o un cambio. En otras palabras, lo que hace mantenerse inmóvil a un objeto en reposo (desmotivado), y lo que hace permanecer en movimiento a un objeto (motivado), depende del tiempo que se le aplique una fuerza al objeto, no del objeto potencial en sí.

Con este aprendizaje finalmente comprendí que no es que en la vida tengamos una tendencia natural para la motivación (movimiento) o desmotivación (reposo). Y que la vida no solo es algo que nos pasa o deja de pasar, sino que si le aplicamos el concepto de *viada* (el camino de la acción), así sea mínima, nos dará el impulso del inicio, la arrancada para hacer que las cosas pasen.

- Basta esa *viada* para mantenernos en movimiento hasta que alguna fuerza nos intente detener.

Hazlo, y si te da miedo… HAZLO con miedo.

Anónimo

-

La etimología de la palabra «viada» viene del latín. Su raíz es *via, vehere*, que significa llevar, arrastrar, carretear. Sus componentes léxicos son la raíz *vía*, que significa camino, viaje o calle y su sufijo *-ada*, que indica acción y golpe, como en pedr-ada (Monlau, 91 y 460; Corimas, 605).

Viada: es el camino de la acción, el impulso de partida, el arranque. En física, es similar al concepto de *momentum* donde la acción de impulso con fuerza a un objeto, durante un tiempo determinado, inicia su movimiento.

Viada:
____

____

____

____

____

W Web

La muerte acecha. Un hilo delicado pero potente conecta al predador con su presa. Olga genera un líquido sedoso en sus entrañas y lo expulsa de manera fluida tejiendo una estrategia mortal. La tensión en el aire es palpable e inicia una danza peligrosa. Al principio, Manuela, ingenua, se deja cautivar por la luz sin saber que se acerca a una trampa invisible. Olga la espera paciente con un elegante traje de terciopelo negro que deslumbra. En una milésima de segundo, los ojos grandes de Manuela reflejan los colmillos de su asesina. Manuela siente que un látigo de seda la empieza a envolver, marear y ahorcar. Reconoce estar en problemas e inicia una lucha frenética por zafarse de un destino inminente. Sin embargo, sus inútiles intentos hacen que sus extremidades se atoren más en la masa de soga blanca que la cubre y la estrangula. Antes de perder la conciencia, alcanza a ver de lejos a las anteriores víctimas de Olga: cadáveres momificados colgados, envueltos con la misma cuerda que ve alrededor de su cuerpo. Pasa lo inevitable: Olga arrastra a Manuela al escenario de su última morada. Con movimientos sutiles, pero decididos, clava sus dientes de cuchillo en Manuela y la llena de veneno, paralizándola. El feminicidio ocurre y Manuela es servida de cena. Olga disfruta succionando los nutrientes del interior del cadáver… Manuela es ahora una «mosca muerta» y Olga la araña más feliz del árbol.

** Narración de una cena en la vida de Olga, una Viuda Negra, y Manuela, la mosca muerta.*

Me encantan los videos de animales de *National Geographic*, pero no puedo evitar sentirme en una película de terror cada vez que cierro los ojos; les pongo nombre a los involucrados y me imagino que las acciones son hechas por personas.

Mi fascinación por la vida animal nace de lo interesante que me parece encontrar similitudes con la vida humana. Obviamente, los años de evolución como especie nos han ayudado a superar problemitas «técnicos», como estrangular a nuestras presas para alimentarnos. Sin embargo, hay otras sutilezas que permanecen intactas, en especial en temas de conexión, origen y roles. Por ejemplo: ¿qué pasa cuando nos encontramos en situaciones en que la conexión, el origen o los roles no están claros o son intangibles? O ¿qué pasaría si Manuela, la mosca, hubiese sido capaz de detectar el origen del hilo de seda de su cazadora? ¿Hubiese podido salvarse? ¿Se puede tachar a Olga como la mala de la película o será que puede llegar a convertirse en víctima? Porque ¿qué ocurre si un pájaro pasa y se la come? Estas interrogantes ponen el tema color de hormiga.

*

Recuerdo que cuando tenía 10 años me caracterizaba por algunas cosas, pero no por mi ingenuidad. Tuve que avisparme desde temprana edad para poder seguirle el ritmo a mi hermana, 10 años mayor, y a mis padres, caracterizados por su hiperactividad, en especial en el ámbito laboral. Ellos construyeron su panal desde cero, con su trabajo y esfuerzo, así que, en nuestra colmena, el dinero era un bien que se valoraba. «Nada es gratis en esta vida», era una de las frases que mi padre más repetía.

Y de esa premisa surgió una de mis primeras inquietudes: si nada era gratis en esta vida, entonces, *¿por qué los dibujos animados de la televisión sí eran gratis?* Desconozco por qué no insistí a mis padres para que me dieran una respuesta en ese momento, pero nunca abandoné la búsqueda. Dudaba que los dibujos animados vinieran de personas que quisieran compartir contenido, tan divertido, de forma gratuita y desinteresada. Y tuvieron que pasar otros 10 años para empezar recién a tejer las respuestas a mi pregunta.

Con el tiempo entendí la relación de la respuesta con el funcionamiento de las arañas y sus *webs* (telarañas), que se asemeja a cómo nos interconectamos e intercambiamos información, recursos o servicios en el mundo tecnológico. Para entenderlo es esencial conocer los conceptos de «origen» y «rol».

El origen

Recuerdo la frase que revivió mi interrogante y marcó el inicio de mi respuesta. Fue dicha dentro de mi aula universitaria por Mudrost, mi profesor de historia:

—La historia no se descifra únicamente a través de lo escrito en los libros, sino por su conexión con la mano que los crea. Cuestionar su origen y descubrirlo es el primer paso para entender la historia completa.

¡BOOOM! Escuché una explosión en mi cerebro y mi corazón aceleró sus latidos. Esas palabras fueron un hilo conector: a lo largo de mi vida, había creído y aceptado miles de historias incompletas, y me había perdido la mitad de la información al ignorar su origen (la voz de sus creadores).

Lo primero que hice al salir de clase fue ir a la biblioteca a investigar sobre cómo se originaba el contenido en la televisión. Aprendí el significado de publicidad pagada, *marketing*, consumidor, audiencia, etcétera. Entendí que la difusión de los dibujos animados no era gratis, sino incentivada por corporaciones que buscaban crear contenido de interés para captar mi atención y venderme sus intereses en cada propaganda.

A partir de ese momento, empecé a cuestionarme el origen de todo lo que hasta ese punto creía *saber*. Desarmé mi tejido mental, formado con hilos de proveniencia desconocida o que había encontrado en el camino, y fui analizando, una a una, la raíz y la historia de cada hilo viejo para decidir si merecía la pena dejarlo, o si solo se veían hermosos en su punta, pero su ovillo era de origen incierto o tóxico.

Así fue como dejé de leer obsesivamente a Nietzsche, al descubrir que el origen de la dureza de sus libros nacía del dolor, de sus heridas no resueltas, de sus enfermedades mentales y de su vida ermitaña. Era obvio que un niño de 5 años dejara de creer en un Dios «bueno», después de ver cómo ese Dios se llevaba la vida de su padre (un pastor luterano). Indiscutiblemente, sus historias me deprimían y atraían a una red de pesimismo. Intenté leer más a filósofos budistas, que tenían vidas de meditación, acción y ayuda al prójimo. Dejé de creerle a personas que no tuvieran su discurso basado en su ejemplo. Empecé a valorar y a escuchar más a individuos que vivían vidas íntegras y desde lo real, así fuesen sencillas. Con esto no quiero desmerecer la genialidad de Nietzsche, solo decir que tener claro el origen de su discurso es indispensable para absorber su conocimiento de manera provechosa.

Adquirí conciencia sobre la historia latinoamericana en su época de «conquista», la cual solo conocía por los escritos de los autores europeos que me obligaban a leer en mi colegio español. Al empezar a leer más libros de historia latinoamericana contada por voces indígenas, cambié mi título mental de «conquista española» a «triste saqueo español».

Dejé de buscar solo en el diccionario de la RAE las definiciones de las palabras que desconocía, pues solo me contaban una parte de la historia desde la perspectiva de una institución española fundada en 1713 –y hasta el día de hoy formada casi únicamente por hombres–, y empecé a construirme nuevos significados de las palabras que me parecían importantes, integrando hilos de conocimiento que encontraba en libros de etimología, biología, historia, filosofía y ciencias.

Debo admitir que en un momento me obsesioné con la idea de sobreanalizar o purgar el origen de todas mis fuentes de conocimiento de manera extremista y reduccionista. Sin embargo, luego entendí que mi manera de juzgar con tanta severidad lo exterior era un reflejo de mi propia rigidez interior. Pero como todo lo que entiendo viene de equilibrarme después de caer en un extremo, esto no fue la excepción. Ahora, en lugar de juzgar el origen como «bueno» o «malo», procuro estar consciente de su existencia para absorber el conocimiento según me ayude.

Por ejemplo, en mi época extremista de satanizar el uso de Facebook o Instagram, veía como terrible el hecho de alimentar una plataforma digital que difundía mi vida privada para lucrar, comunicar sombras de conocimiento y propiciar el consumismo. Consecuentemente, ellos vendían el tiempo de mi atención, así que cerré ambas cuentas por varios años. Sin embargo, cuando hace poco me mudé de país, reabrí mis cuentas. ¿Fue porque el sistema cambió? No, yo cambié, y al flexibilizarme pude ver las ventajas ocultas en orígenes aparentemente «malos». Las redes sociales siguen lucrando, comunicando a veces sombras de conocimiento y propiciando el consumismo, pero entendí que también tienen muchísimas ventajas: me conectan con gente que quiero y extraño, me permiten sentirme presente en sus vidas, y me muestran sombras o esbozos de conocimiento que a veces me llevan a libros o información valiosa que desconocía.

El origen: detonante, nacimiento, intención, punto de inicio, fuente, causa, procedencia, raíz, comienzo, motivación.

El rol

Había una vez una intrépida araña científica llamada Timmy. Un día de abril de 1984 empezó a trabajar en un árbol suizo, organizando la forma en que las arañas científicas de su árbol compartían información mediante hilos de seda. Sin embargo, le frustraba notar que las arañas de los otros árboles tenían hilos de seda incompatibles y no podían conectarse fácilmente entre ellas. Cuatro años después, le propuso a la araña dueña del árbol, Mr. Cern, crear un sistema de transferencia de la información más homogéneo y fluido. El sistema consistía en:

1. Crear unos nudos para almacenar la información de todas las arañas. A estos les llamó Servidonios.

2. Crear unos mensajeros invisibles dentro de cada hilo que se encargarían de llevar la información, desde la araña solicitante hasta el nudo con información. A estos mensajeros los llamó HTTP (Protocolis Trasferentious Hiptesios). Estos mensajeros se despertaban para trabajar solo cuando las arañas se conectaban a un extremo del hilo y le susurraban al oído la palabra *get*.

Timmy estaba contento viendo que su invento había funcionado y había logrado resolver que las arañas de su árbol compartieran información de manera fluida y local. Pero él soñaba con resolver el problema de manera global y poder ayudar al resto de arañas del mundo a comunicarse con facilidad. Así, una mañana de 1991, decidió compartir su invento con el resto de las arañas del mundo y lo llamó Amplia Telaraña Mundial o *World Wide Web*. Entonces bastaba con que cualquier araña de árboles de Japón, Chile o cualquier lugar del mundo, tuviese un hilo capaz de llegar a un nudo para obtener (*get*) información de él. Esta forma de compartir información se volvió muy conocida a nivel mundial, convirtiéndola en la telaraña más famosa del mundo (*www*).

** Narración de la Historia de cómo Sir Tim Berners-Lee, un científico británico, creó la telaraña más famosa, La Amplia Telaraña Mundial.*

Con su invento, Sir Tim Berners-Lee cambió la forma en la que la humanidad comparte, genera y accede a la información en la era digital. Pero, a pesar de que los mecanismos son invisibles para la transferencia de datos, hilos (internet) y telarañas (www), los roles en el juego siguen intactos, al igual que en las relaciones que se dan en la naturaleza, donde existe una presa y un predador, o un proveedor y un consumidor.

Esta red invisible es un escenario más para el desempeño de los roles de sus participantes. Las personas que solo obtienen contenido sin crearlo son los clientes y asumen el rol de consumidores. Los generadores de contenido reciben el rol de proveedores, su herramienta de caza es cautivar nuestra atención tejiendo una red pegajosa que nos mantenga atados a nuestros dispositivos y al consumo. Y no hay nada de malo en fluctuar entre ambos, es lo más natural, pero estar consciente de nuestro rol nos permite actuar de manera consecuente.

El rol: es la función o el papel que desempeñamos en un determinado escenario, condición o contexto dado, abarcando expectativas, responsabilidades y comportamientos vinculados a una posición específica.

*

Querida Clara,

Tal vez mi postura pueda sonar tendenciosa o reduccionista, pero reconozco que estoy mostrando uno de tantos hilos que tejen el mar de entendimiento de este tema. Mi intención con este capítulo, al igual que con el resto, no es decirte qué hacer, sino crear en ti conciencia sobre ciertos conceptos y compartirte mi perspectiva al respecto. Que tengas claro el *origen* de la información, y el *rol* que ocupas en cada *web*, es esencial para que tomes decisiones informadas. El uso consciente de la web te brindará increíbles ventajas educativas, de eficiencia laboral y de conexión social. Pero su uso desinformado, ignorando los conceptos antes mencionados, puede ser fatal.

Hace 3 años recibimos la terrible noticia de que la nieta de un amigo de tu abuelito, quien apenas había cumplido 13 años, se suicidó. Se llamaba Gabriela y le encantaba usar su *tablet* para jugar *online* todo tipo de juegos con personas de todo el mundo. Ella vivía con su mamá y sus abuelitos en la misma casa. Sus padres se habían separado años atrás. Gaby pasaba la mayor parte del tiempo sola en casa; su madre y sus abuelitos llegaban tarde después de sus trabajos. Ninguno de los tres adultos era muy *tecnológico*: Gaby era la única que dominaba su uso.

Un día recibió una invitación en Facebook para un juego de retos. Al principio, parecía una manera emocionante de pasar el tiempo y conectarse con otros. Sin embargo, pronto los desafíos se volvieron más oscuros, peligrosos, exigentes y perturbadores, empujándola a realizar acciones que nunca hubiera considerado por sí misma.

Gaby, buscando validación y compañía en un mundo digital que parecía más acogedor que su realidad solitaria, continuó participando en el juego. A medida que los retos se volvieron más extremos, comenzó a sentirse atrapada, sin saber cómo pedir ayuda ni a quién recurrir. La presión y la manipulación psicológica del juego la llevaron a un estado de desesperación.

Supe por su tío que la investigación del caso desmanteló una red de pedófilos que habían desarrollado el adictivo y oscuro juego para atrapar la atención de víctimas infantiles. La noticia de su muerte se esparció, causando una ola de tristeza. Sin embargo, no se esparció el mensaje sobre la causa de su muerte, lo cual hubiese creado más conciencia acerca del *origen* y los *roles* conflictuados en esa situación, para así evitar que más jóvenes fueran ingenuamente cazados por redes mortales.

—

La etimología de la palabra «web» (telaraña o red) viene del inglés antiguo, donde se empleaba para nombrar un tejido o tela (Oxford, 536). En español, una telaraña es sinónimo de red, una estructura tejida que sirve como trampa para atrapar, o como mecanismo para contener.

Web o red: es un conjunto de elementos interconectados que facilitan el intercambio de información, recursos o servicios. El origen de esta conectividad define los *roles* de quienes participan en ella.

Web o red:

____

____

____

____

____

____

X Xi'an

Determinar

La primera vez que escuché sobre Xi'an fue de labios de mi tío Conrado una noche que nos amanecimos conversando sobre sus aventuras en Asia. Mi tío tenía un alma de *boyscout* aventurero e intelectual atrapada en el cuerpo de un tierno cincuentón ateo, de baja estatura, calvo y de panza dura. Yo tenía 11 años y desde los 5 había viajado todos los veranos a la casa de mis tíos al menos una semana al año. Mi tío aprovechaba esas tardes calurosas para compartir conmigo las más largas e interesantes tertulias de sobremesa. Me hablaba de filosofía, religión, genética, y de sus múltiples viajes por el mundo.

—Eva, te sorprendería conocer Xi'an, una de las ciudades más antiguas de China donde su exemperador Qin Shi Huangdi, hace más de 2.200 años, ocupó a aproximadamente 700.000 obreros durante alrededor de 30 años para esculpir un ejército de miles de soldados y cientos de caballos que acompañarían su cuerpo difunto para protegerlo después de su muerte.

Quedé fascinada con su descripción de esa ciudad. En Ecuador del 95, viajar a Asia era un privilegio al que muy pocas personas tenían acceso. Los pasajes eran mucho más costosos que ahora y solo podían comprarse en agencia de viajes, en contraste con la facilidad que tenemos hoy de adquirirlos con un simple *click*. Sin embargo, a pesar de que viajar a China se sentía como una meta inalcanzable, esa noche me dormí con la ilusión de que algún día visitaría Xi'an.

Después de fijar mi destinación y deseo, me visitaban constantemente dos preguntas: *¿Cómo se cumple un sueño? ¿Cómo se llega a un destino?*

Visualizar

Había aprendido también de mi tío a intentar encontrar respuestas a preguntas difíciles mediante seguir las *Leyes Universales*, que él aseguraba eran reglas que regían al mundo, como, por ejemplo: la Ley de la Causa y el Efecto, la Ley del Equilibrio, la Ley del Ritmo y la Ley de la Atracción. Me causaba intriga pensar que algo tan complejo y vasto como el universo y la vida podrían ser delimitados por unas cuantas reglas. En mi búsqueda para entender cómo cumplir un deseo, vi a la Ley de la Atracción como la respuesta para materializar mis sueños y empecé a analizar cómo mis seres más cercanos la aplicaban.

Por ejemplo, mi tía vivía la Ley de la Atracción para materializar sus sueños desde su optimismo y su fe. Recuerdo haber entrado varias veces a estacionamientos llenos y escucharla susurrar:

—Gracias, Dios mío, por el parqueadero que voy a encontrar.

—Tía, ¡¿por qué agradeces si no hay espacios vacíos?!

—Porque confío en que Dios me va a ayudar.

Y sí, al cabo de pocos minutos… *milagrosamente* aparecía un parqueadero vacío.

Yo sentía *antinatural* esa forma de aplicar esa ley en mi vida… dando por sentado algo inexistente y agradeciendo de antemano a un Dios invisible; sin embargo, a ella eso misteriosamente le funcionaba.

No obstante, a pesar de no poseer una convicción religiosa absoluta, esa misma Ley de Atracción encontraba formas de manifestarse en mi vida de otras maneras. La sentía presente después de determinar algo deseado. Se convertía en una condición mental que afilaba y ponía en alerta a mis sentidos para lograr un enfoque específico y revelar situaciones relacionadas con mi objetivo. Por ejemplo, antes de mis 11 años no recuerdo haber visto nada relacionado con la palabra Xi'an. Sin embargo, tras aprender sobre su existencia y desear conocerla, comencé a recordar que había estado presente en distintas situaciones que de otro modo me habrían pasado desapercibidas:

- Noté que los adornos de la entrada del restaurante chino al que íbamos con mi familia desde mi infancia eran réplicas de soldados del emperador Qin.

- Distinguí que la fábrica donde producían los repuestos que mi papá vendía en su almacén también quedaba en Xi'an.

Estas coincidencias o causalidades ocurrían a raíz de estar enfocada en la palabra Xi'an desde mi subconsciente.

Ya en mi época universitaria, un día vi la imagen de Xi'an pegada en mi corcho de recuerdos y sueños, y caí en la cuenta de que habían pasado 11 años desde que mi tío me había regalado esa postal. Usar La Ley de la Atracción para ayudarme a cumplir con mi propósito me había atraído sincronismos positivos, «pero no había hecho que las cosas pasasen». Sentí que me faltaba algo importante aún, además de mi capacidad de *visualizar*.

Planificar

Era 2006 y estudiaba en EE.UU. Una de mis clases preferidas era la que me enseñaba a hacer representaciones de edificios en computadora. Estas imágenes creadas digitalmente (CGI, por sus siglas en inglés) se llaman en arquitectura *renderings* o visualizaciones.

Ese año, en este mismo país, se estrenó el documental *El Secreto* que, a mi criterio, exponía de manera cursi la hipótesis pseudocientífica de la Ley de la Atracción. Lo curioso era que, tanto en mis clases de computación como en el documental, la palabra *visualización* se repetía definiendo el mismo concepto y propósito:

- Eran representaciones visuales de un deseo, en el documental eran recreaciones en la mente y en mis clases de manera digital.

- El propósito de las imágenes creadas era que sirvieran como un imán de enfoque para atraer la atención y determinación del sujeto y facilitar así la materialización de la realidad deseada.

A diferencia del documental, donde se endiosaba a la fuerza de la *visualización* y la fe como prioridades para hacer realidad grandes sueños, en mi formación como arquitecta la parte de la visualización representaba menos del 1 % del éxito del proyecto. Incluso muchas veces se podía prescindir de esta herramienta de comunicación, porque el triunfo de un proyecto dependía de su planificación. Entonces la Ley de Atracción dejó de ser una idea abstracta y aleatoria para transformarse en algo tangible y sistémico.

Los *renderings,* representaciones visuales tridimensionales para comunicar cómo se verá un proyecto, sin duda servían para ilusionar a mis clientes, atrayendo sus pensamientos positivos y optimismo en el proyecto; pero no eran indispensables para su realización. Lo crucial para el éxito de un proyecto era su planificación.

La planificación en arquitectura la conformaban los planos, el análisis económico y de riesgos, las oportunidades y los desafíos, las ingenierías y estudios multidisciplinarios, el correcto manejo del tiempo y de recursos humanos y materiales, entre otros. Solo una acertada planificación era capaz de orquestar la materialización de un sueño y su ejecución.

La palabra «planificar» se deriva del latín *planus* que significa claro o plano y el sufijo -ificar indica la acción de hacer, crear, transformar o convertir algo.

Planificar: organizar y definir las ideas y acciones, claras y necesarias, para alcanzar un objetivo.

Ejecutar

Divide y reinarás.
Julio César

Me faltaban 2 años para graduarme y el deseo de viajar a Xi'an como paseo de graduación estaba claro, pero sobre todo era evidente que necesitaba un *plan* con fecha de ejecución para hacer realidad mi sueño. Así que me fui a la biblioteca de la ciudad e investigué todo lo que pude sobre turismo en Asia. Empecé definiendo destinos que me llamaba la atención visitar en este continente además de Xi'an, como Kioto, Halong Bay, Angkor Wat, Bangkok, Vietnam y Pekín, entre otros. Investigué en internet *tips* de viaje, requisitos de visa y costos aproximados de estadía para mochileros. Al principio me sentí atorada con la cantidad de información que llegué a recolectar; pensar en viajar a tantos países se me hacía algo enorme e inalcanzable.

Le asigné un cuaderno al *proyecto* y llené varias hojas con un listado de decenas de requisitos que necesitaría para viajar, entre ellos:

- Determinar una lista de lugares que visitaría y el alcance del viaje.
- Aprendizaje sobre cultura.
- Trazar una hoja de ruta.
- Requisitos de visados y permisos de entrada a países.
- Rituales importantes y gastronomía.
- Palabras básicas en chino, tailandés, vietnamita y japonés.
- Condiciones climáticas.
- Pasajes, transporte y opciones de alojamiento.
- Presupuesto aproximado.
- Horas que tendría que trabajar para ahorrar dicha cantidad.

Al ver al enorme sueño dividido en 73 pedacitos digeribles, más liviano y fluido, lo sentí completamente posible. Cada semana me enfocaba en un objetivo del *checklist*. Fue un proceso largo, pero cuando notaba progreso, me motivaba a seguir esforzándome: como cuando marcaba una decena de requisitos cumplidos o cuando mi cuenta de ahorros crecía en 500 dólares. Me tomó 110 semanas estar lista para subirme, por primera vez, a un avión con rumbo a Asia.

¿Cómo se come un tiranosaurio…?
Bocado a bocado.

La realización

Esa mañana no me levantó mi alarma habitual del celular, sino la voz de la azafata del tren diciendo en inglés con acento asiático que en poco tiempo llegaríamos a la terminal de Xi'an. Abrí los ojos y me llevé las dos manos al pecho en señal de gratitud. Me había tomado 13 años llegar hasta ese momento desde que determiné mi deseo, pero al fin estaba ahí.

El viaje que me tomó 2 años planificar, a pesar de que duró menos de 1 mes, se sintió como una semana corta. El tiempo pasó con la misma fugacidad que las aventuras vividas. Sentí sabores con los que jamás había soñado al probar más de 5 tipos de bichos en Bangkok, me deslumbré con la atención al detalle de la arquitectura en Kioto, me sumergí en los paisajes de Dalí navegando en un barco que había sido de piratas en Halong Bay, admiré la grandiosidad de la naturaleza al contemplar las raíces de árboles de Angkor Wat abrazando las ruinas de un imperio, y visité las fosas de Xi'an, entre otras… Y a pesar de mi planificación consciente, también me surgieron complicaciones imprevistas: me perdí, me picaron bichos raros, pasé frío, miedo y hambre, perdí un vuelo importante y experimenté uno que otro día difícil. Sin embargo, sentir que había sido al fin capaz de materializar un sueño, me llenó de una sensación de bienestar y alegría que jamás había experimentado. Conocer Xi'an, más que conocer una nueva ciudad, fue aprender a cumplir un sueño.

*

El agua que no se mueve, se pudre… La inmovilidad estanca.

Querida Clara,

Entonces, ¿por qué determinar?

Muchas cosas han cambiado en mí desde que logré hacer ese viaje, pero una de las analogías que me aterriza y me mueve a darle sentido a mi vida se mantiene. Veo a la vida como un cúmulo de viajes, o aventuras, donde la *determinación* de un sueño, o destino, y su planificación *direccionan* mis acciones de manera intencional y conveniente. Por otro lado, el no determinar una destinación me hace sentir que me estoy subiendo a un avión sin conocer su ruta, me lleno de ansiedad y siento que dependo de la suerte o de las decisiones de otros para construir mi bienestar.

Reconozco que me he tenido que flexibilizar, ya que, a pesar de determinar el objetivo, muchas veces el destino cambia de forma en el proceso. He notado también que la experiencia de llegar a la destinación es corta comparada con la preparación para el viaje y con su duración. Entonces, sigo aprendiendo a disfrutar con la misma intensidad y alegría del proceso de planificación y preparación que del fugaz momento de su materialización.

A pesar de que considero importante vivir construyendo en el presente, el tener una visualización clara del destino y planificar lo que quiero me motiva a moverme con intencionalidad en la dirección deseada. Al empezar con el destino en mente, Xi'an o el sueño que busques pasan a segundo plano: es la determinación de llegar o cumplir, y de todo el aprendizaje y disfrute del proceso, lo que te llenará de ilusión para seguir cumpliendo nuevos sueños y para poner tu energía en moción *anti-estancamiento*.

Pensó que, si no definía qué hacer con su vida,
alguien más lo haría por ella…
o peor aún, la inmovilidad la estancaría…
Recordó también que, cuando no supo definir sus sueños,
terminó cumpliendo únicamente los de los demás…

-

La etimología de la palabra «Xi'an» proviene del chino *xī*, que significa oeste, y *ān*, que significa paz. Por lo tanto, *Xi'an* se traduce como «paz occidental».

Xi'an: es una ciudad histórica en China, es la capital y la mayor economía de la provincia Shaanxi, tiene 12 millones de habitantes (censo 2020). Famosa por ser hogar de los guerreros de terracota y por su ubicación crucial en el extremo oriental de la Ruta de la Seda.

Xi'an:
____

____

____

____

____

____

Y Yo

Una arquitecta ecuatoriana con nombre bíblico (Eva) y primer apellido español reside en Estados Unidos y se encuentra escribiendo un libro para su hija (Clara). Hoy teclea desde una cafetería, cuyo nombre está en maya, en la Ciudad de México. En un descanso, agarra su taza de café, fabricada en China, y disfruta de su bebida caliente con nombre en inglés, servida por una mesera venezolana, mientras responde un mensaje de texto de su buena amiga francesa, casada con un ecuatoriano de madre rusa. A su lado se sienta un joven delgado de cabello claro y tez blanca. Ella le sonríe y le pide, en inglés, que por favor cuide su computadora mientras va al baño; el joven le responde en un castellano con fuerte acento chilango. Al regresar, entablan una conversación. Resulta que él también es arquitecto; nació en México, pero tiene raíces austriacas. Al igual que ella, hace dos años dedica gran parte de sus días a su pasión, que en su caso es el teatro. Markus, así se llama el joven, le cuenta a su nueva amiga que está a punto de lanzar una nueva obra sobre la evolución, donde pondrá en escena las aventuras de «la *fema* y el *homo sapiens*» y su trayectoria desde África hasta América. La obra pregunta y la arquitecta ecuatoriana se lo pregunta también: ¿en qué momento tantas banderas, límites territoriales e idiomas nos hicieron olvidar que todos provenimos del mismo origen?

*

Hija, ¿qué define mi *yo*? ¿Dónde empieza mi historia, la tuya o la de todos? En un intento pensé contarte sobre la historia de mi *yo* desde el día de mi nacimiento. Sin embargo, así como mi historia, la tuya y la de todos…, todo comienza desde mucho antes. ¿En dónde…? Pues, eso depende…

Podría empezar explicándote la idea de mi *yo* haciendo *zoom in* a una de las historias que me hizo estar orgullosa de existir, ser y sentirme mujer

Finalizando el año 1986, Ernesto y Milda decidieron auspiciar una nueva maratón acuática de 85 km. El premio del único ganador sería recibir el título de miembro vitalicio de su familia. Era la primera vez que se preparaban para un evento de esta magnitud. El anterior certamen había sido espontáneo y ocurrió 10 años atrás, y la ganadora había llegado a sus vidas por sorpresa.

Durante 90 días, alrededor de 300 millones de nadadores se prepararon en el cuerpo de Ernesto para el encuentro. Milda también había hecho su parte y durante 14 días alistó el área de la meta, ubicando su vistosa esfera, la número X312, en el centro de su cuerpo para que fuera claramente identificada por el futuro campeón. Esta semilla en forma de huevo había crecido junto con otros 450 volúmenes circulares dentro de Milda mientras su cuerpo tomaba forma de niña dentro del útero de su madre.

A pesar de que todos los participantes harían su mejor esfuerzo, la probabilidad de que más de un nadador conquistara la meta era muy reducida. El pistoletazo de salida resonó en el aire caliente y la multitud de bañistas empezó a nadar enérgicamente desde su instinto de supervivencia a mar abierto. Las horas avanzaban y la competencia era feroz; el trayecto estaba oscuro, lleno de obstáculos, laberintos y corrientes de flujo viscoso y hostil que hacían que, a cada segundo, más participantes murieran en el intento. Unos perdían su cola, otros eran succionados por la densidad de las paredes del recorrido y otros, agotados, se paralizaban y eran desintegrados por la acidez del ambiente. Para la décima hora de la competencia, más de la mitad de los deportistas acuáticos había fallecido en la carrera.

A simple vista los concursantes se veían iguales, pero mantenían una sutil diferencia que marcaría el resultado de su victoria. La mitad de los concursantes cargaban una X como bandera y se caracterizaban por su valentía y fortaleza, soportando situaciones extremas sin perder el impulso; la otra mitad, los que vestían una Y, se caracterizaban por su rapidez y agilidad para esquivar obstáculos. Para la hora 18 se sentía en el acuoso ambiente un duelo entre la *rapidez* y la *fuerza*.

Cuando el reloj empezó la hora 21 de la competencia, eran ya apenas unos cientos los que habían logrado sobrevivir a esta etapa final. En este momento fue cuando el concursante X210´819.843 se abrió paso entre sus compañeros e hizo que su determinación lo impulsara a ganar ventaja. Con cada obstáculo que encontraba en su camino, redoblaba su esfuerzo y continuaba avanzando con valentía, nadando por su vida, buscando conectar.

El instante en el que el competidor con ventaja empezaba a dejar de sentir su cola de tanto esfuerzo, logró divisar su meta: una circunferencia brillante. Entonces, con un último impulso que casi lo deja sin aliento, logró alcanzarla, atravesándola y fusionándose con ella, juntando así su mensaje genético (X) al de su receptora (X), formando un nuevo y único cigoto XX femenino que maduraría en el vientre de Milda. Este nuevo ser se conectaría a su madre a través de su ombligo para recibir amor y vida. Después de 9 meses, el cuerpo de su progenitora expulsaría inevitablemente de su interior a este ser, quien empezaría a respirar y crecer en un nuevo contexto bajo el nombre de Eva.

Esto quiere decir que soy el resultado de la victoria del nadador X210´819.843 y su fusión con el óvulo X312. Soy la evolución de un cigoto que creció alimentado de la carga genética y el cuidado de mis progenitores desde mi concepción. Soy energía en movimiento y un conjunto de células en constante crecimiento. Soy un ser que cree en la maravilla de la existencia y que el nacimiento de un ser vivo, independientemente de la bandera del nadador, es un triunfo per se, la materialización de la idea de conexión.

También podría explicarte la idea de mi *yo* haciendo un *zoom out* para contártela desde mi relación con el cosmos, o desde mi creencia sobre el origen macro de mi existencia

La teoría del origen de la vida, y por ende de mi vida, no está comprobada al 100 %. Creo que este porcentaje se mantendrá así mientras nuestra concepción esté limitada a entender hechos que ocurren en un tiempo o espacio determinado, y no a comprender teorías abstractas donde *algo* sin tiempo y/o espacio pueda existir.

Cada individuo es libre de creer y construir la historia de origen que mejor le beneficie. Sin embargo, las primeras creencias vienen heredadas de las personas que te rodean en tu infancia. Yo crecí rodeada de dos tipos de personas: mis familiares, que creían fervientemente que todo se originó con un ser llamado Dios que creó el mundo en 6 días a su imagen y semejanza; y los que no creían en un Dios ni tampoco les interesaba dedicar tiempo a cuestionarse sobre su origen. No me identifiqué con ninguno.

Este tema siempre me ha causado fascinación. De las teorías que he investigado, la que más me convence es creer que nuestro origen se remonta a la existencia (desde siempre) de distintos tipos de energía: a esta energía la llamo también Dios. Hace unos 13.800 millones de años, esta energía que flotaba en el cosmos se unió y dio lugar a una gran explosión, tal y como indica la teoría del *Big Bang*. De esa descarga energética nacieron elementos que se convertirían en la materia prima de átomos de vida unicelular que luego se desarrollarían hasta convertirse en organismos multicelulares, luego en animales, y después en primates hasta evolucionar por 300.000 años en África y convertirse en *Fema* y *Homo Sapiens*, la especie de mis (y tus) ancestros, quienes luego desarrollaron la capacidad del lenguaje y el trabajo en comunidad para propagarse y poblar el mundo que hoy conocemos.

Entonces, soy hija de dos mestizos que nacieron en Ecuador, pero cuyo origen, al igual que el mío, se remonta a los animales y primates en África y a la especie *Sapiens*. Soy también descendiente de organismos multicelulares y unicelulares, sucesora de energía cósmica y de polvo de estrellas evolucionada.

Podría además explicarte mi *yo* desde lo académico

La etimología de la palabra *yo* es una transformación del vocablo latín *ego*.

En el español coloquial, la palabra ego se usa para nombrar el exceso de autoestima, o a mi parecer *desintegración con el cosmos y el otro*, por eso, de esta raíz nacen las palabras ego-ísmo, ego-latría y ego-centrismo.

La RAE define al término *yo* como la parte consciente del individuo, mediante la cual cada persona se hace cargo de su propia identidad y de sus relaciones con el medio. Y aunque el significado es ambiguo, deja pistas de la idea esencial.

Entonces, según las definiciones intelectuales, mi *yo* es lo consciente, la asimilación de mi realidad. Mi *yo* son mis relaciones y mi conciencia de las consecuencias de mis actos. Mi *yo* es la relación entre mi cuerpo, mi mente y mi alma con el cosmos. Mi *yo* budista existe desde una ilusión de lo impermanente, inmaterial e interdependiente de la experiencia y los fenómenos transitorios. Mi *yo* freudiano actúa como el gran mediador entre mi «superyó», que representa mi juez interno y mi conciencia social y mi «ello», que encarna mis instintos y necesidades básicas. Y mi *yo* frankliano existe más allá de mi voluntad de poder o de placer, sino desde mi autotrascendencia y mi voluntad de dirigirme hacia alguien y algo distinto a mí.

O podría explicarte la idea del *yo* como la mayoría de las cosas que creo empezar a entender..., desde experimentar su antítesis

En el primer borrador de este capítulo, mi instinto inicial fue hablarte desde mi ego. Iba a contarte sobre cómo había logrado entrelazar «exitosamente», en estas 4 décadas de vida, mis facetas de hija, hermana, arquitecta, madre y esposa, y cómo esta unión definía mi *yo*.

Pero debo confesarte que, al empezar a escribir, sentí un instinto de rechazo. Percibí que mi aproximación al concepto caía en dos de las cosas que más aborrezco en la vida:

- Primero: ver a la gente construir sus castillos de identidad desde su *ego-latría* o narcisismo, donde no hay cabida al error, a la consideración, o crédito al *otro* (la arrogancia).

- Segundo: quedarme atrapada en conversaciones que se vuelven monólogos, donde su discurso ante *otro* es un destello de su vanidad y de la grandeza de su ser (la soberbia).

Y sin querer, esta oposición me dio la primera pista para entender esta palabra y redireccionó mi manera de abordarla.

Reflexioné sobre mi sensación de negación al empezar a escribir este capítulo y noté que la primera marca que definió mi conciencia de *yo* fue mi rechazo al *ego-centrismo*. Nació de vivir junto a personas narcisistas y de ver que su ceguera y *ego-ísmo* causaba dolor a quienes les rodeábamos. Entonces crecí silenciando voluntariamente a mi *yo*, para no creerme mejor que nadie. Me regocijaba prestando ayuda al prójimo, volviéndome la amiga incondicional, luchando por injusticias, procurando no hablar de más y siendo considerada todo el tiempo.

En mi juventud, a pesar de que sentía un interés innato por la filosofía y las artes plásticas, abandoné sus estudios pues las consideraba *ego-centristas* e inútiles; el filósofo, hablando siempre de cómo él percibe el mundo, y el artista, hablando solo de su obra. Entonces elegí la arquitectura con el afán de servir y ser un miembro útil de la sociedad, y enfoqué mis estudios en el desarrollo de la vivienda social.

Hacia la vida adulta, ya como arquitecta, jamás vi como opción llamar a mi despacho por mi nombre. Veía como *ego-latra* llamar al esfuerzo de un equipo bajo un solo nombre: *Eva Sánchez Arquitectos*... Ni pensarlo. Quise en cambio ser parte de un colectivo y formar un equipo. Luego comprendí que mi carrera estaba también inundada de egos, ya fuera por el financiamiento para obras sociales donde debía primar el nombre de un político en particular, en mis clientes privados que querían que cumpliera sus deseos a pesar de demostrarles que había opciones más convenientes, o en las revistas de arquitectura donde varios colegas vivían de alimentar su ego con sus «grandes» obras sin darle crédito a sus colaboradores.

Mi juventud estuvo caracterizada por el rechazo al ego, a mi ego, y a definir claramente lo que no quería ser. Avancé hacia la vida adulta sintiendo que mi *yo* era un prisma: cada cara representaba un rol que cumplía como hija, hermana, ciudadana, arquitecta, y viví varios años afianzando esta convicción. Hasta que me fui acercando a la naturaleza y sus ciclos, y fui identificándome más con la idea de definir mi *yo* como un organismo que buscaba crecer y mejorar con alegría. Viví una época de abundancia productiva desde mi *yo* laboral, pero siempre manteniendo mi rechazo al ego o a manifestar mi propia voz.

Entonces, mi *yo* está definido por:

- Lo que soy.
- lo que decido ser,
- pero también por lo que elijo no ser.

¿Mi voz interna = yo?

Una semana entera pasé haciéndome la pregunta: ¿por qué una orquídea jamás duda si debe o no florecer, un acordeón si debe o no sonar, o una oruga si debe o no transformarse en mariposa?

Entonces, soñé que mi cuerpo moría y mi espíritu se quedaba atrapado en un jardín de orquídeas. En este jardín *yo* me convertía en rocío y no podía comunicarme más que con un vaivén húmedo, pero podía contemplar y escuchar a las flores hablar.

En aquel momento oí que una voz salía del interior de una orquídea, minutos antes de florecer:

—Vamos, vamos, ¡ánimo! Un poco más de esfuerzo, que ya casi terminamos de formar los últimos pétalos. Vamos, capullos, den un poco más de color.

La planta le hablaba a su cuerpo, motivándolo a dar lo mejor de sí para sacar la mejor versión de lo que era.

En ese instante fui rocío triste sintiendo que, si hubiese nacido flor, mi discurso hubiese sido muy distinto. Me hubiese dicho:

—Guárdense, pétalos, que no vean que existen, para que no opaquen a nadie. Capullos, escondan su color, para no llamar la atención. Quizás es mejor que no florezcamos, qué tal si incomodamos a alguien, qué tal si no gustamos, o qué tal si nuestra presencia es inútil…

Y con tanta pena que irradiaba de la negación de mi ser, me volví gotas con espíritu de lágrima.

Me desperté sintiéndome distinta. Contenta de no ser rocío ni planta, de ver que mis piernas no eran brisa ni raíces entrelazadas, de sentir que mis brazos no eran bruma ni ramas sino extremidades flexibles capaces de abrazar.

Entonces, ese día decidí abrazar a mi *yo*, a ese *ego* que había negado durante casi 4 décadas, y le dije que le daría mi cuerpo y mi todo, para ser, sonar, crecer, florecer… y armonizar con una nueva voz interna, una que no juzgue si su naturaleza está «bien» o «mal», sino que simplemente potencie su esencia y materialice esa energía cósmica con amor, para vibrar contenta al conectar con el universo del que era parte.

*

Cada vez que respiro

una parte de la atmósfera se vuelve parte de mí
y en cada exhalación
una parte de mí se vuelve parte de la atmósfera.

Yo = aceptación + integración

Lo que entiendo por «yo» es un proyecto en proceso, conexión y cambio constante, cuya única certeza es la eventual muerte de *cuerpo* físico. Me alineo por una integración de todas las teorías antes mencionadas. Cuánto más conciencia de mi *yo* tengo, más pulo la idea de que el resultado de lo que me hace *yo* es la unión de todo. Más allá de mis roles, o de la defensa de la vulnerabilidad de mi ego, mi *yo* es la aceptación e integración de mis virtudes, mis defectos, mis errores y aciertos, mi oscuridad y mi luz.

Cuando cierro los ojos y medito, se desvanece mi mundo material. Y en esa claridad mental veo a mi *yo* real, que es una luz que brilla como parte de un universo de polvo de estrellas.

Hoy reafirmo que mi esencia es *conectar* y que al igual que una planta, una oruga o un instrumento musical –sin importar lo torpe, precario o raro que se vea o sea– sueno, crezco y florezco uniéndome a esa energía cósmica de la que vengo y soy.

Reconozco que el crecer, florecer, dar, forman mi esencia como parte de la energía cósmica materializada que flota en el universo, esa de la que estamos hechos todos y que nos da vida a través de la conexión.

Hoy mi voz suena a través de este teclado, y siente las ganas de salir de mi cabeza y materializarse en tinta y papel para conectar contigo, Clara, desde el amor.

Siento a mi *yo* cuando me dejo ser, escribir, fluir; cuando me veo reflejada en tus ojos de aceptación y dejo por un instante de ser un grupo de partículas insignificantes para ser tu mundo, cuando siento el calor de tus brazos y *me fundo en algo más grande que yo.*

*

Querida Clara,

Soy lo que creo y lo que no, lo que conozco y lo que ignoro.

Soy explosión de energía cósmica, polvo de estrellas y mutación de átomos de carbono.

Soy evolución de organismos multicelulares que luego se convirtieron en vida animal.

Soy heredera de primates, una criatura con necesidades básicas: seguridad, alimento y socialización.

Soy descendiente de *sapiens* provenientes de África, que poblaron la Tierra y de alguna manera hicieron que mis progenitores se conocieran en el ombligo del mundo para darme vida con su unión.

Soy la hija de una mestiza ecuatoriana-montubia y un mestizo español-ecuatoriano.

Soy la unión del óvulo X312 + el espermatozoide X210′819.843.

Soy mujer, la evolución del cigoto femenino XX.

Soy miembro vitalicio de la familia Sánchez Valdivia, hija de Ernesto y Milda.

Soy hermana, tía y esposa.

Soy lo que elijo ser y también lo que elijo *no* ser.

Soy arquitecta, y ofrezco mis servicios profesionales a cambio de una remuneración económica que cubre mis necesidades materiales y me convierte en un ser *útil* para la sociedad.

Soy curiosidad y *a veces* tristeza, felicidad, inseguridad, oscuridad, ansiedad, ternura, contención, humildad, fuerza, debilidad, vida, muerte, dolor, amor, generosidad, egoísmo, compasión, perdón, sanación, abrazo, caricia, energía, vitalidad, rojo, blanco, agua, enfoque, dispersión, acierto, error, cansancio y persistencia…

Soy un tejido de numerosos hilos que no decidí tener, pero que he logrado integrar, y otros que me esforcé por conseguir y por mantener.

Soy a veces niña que juega a construir con palabras.

Soy voluntad de sentido y autotrascendencia de mi existencia.

Soy Eva Sánchez Valdivia, un nombre y un número de ciudadanía… *a veces.*

Soy tu mamá, siempre.

-

La etimología de la palabra «yo» viene del latín *ego*, vulgarmente se decía *eo* y luego mudó la *e* en *y* (Monlau, 487; Corimas, 616).

Yo: cuerpo y alma que **es** y existe desde la *conexión*. Energía cósmica consciente que atraviesa un ciclo de vida y muerte. Soy quien elige (en lo posible) integrar y aceptar mi luz y oscuridad. Soy quien da sentido a mi existencia a través del amor a mis seres queridos y la creación del valor que comparto.

Yo:
____

____

____

____

____

____

Z Zoom

Mi primera experiencia consciente sobre la utilidad del concepto *zoom* fue en mi segundo año de arquitectura, en 2004. Fue durante mi primera clase de AutoCAD, el software de dibujo técnico digital 2D y 3D más utilizado de esa época, donde aprendí a dibujar planos ingresando la medida en metros de cada línea. Gracias a este programa, conseguí, en pocos días, digitalizar las plantas arquitectónicas de la Villa Savoye de Le Corbusier, una casa icónica pionera de la arquitectura moderna; dibujos que hechos a mano antes de la era digital me hubiese tomado meses completar.

La herramienta que más usaba con este programa era la ruedita del *mouse* para hacer *zoom in* y *zoom out*. Este rápido y sencillo deslice del dedo hacia abajo, lograba que el más grande e intimidante edificio se alejara tanto que como resultado su apariencia se simplificara dramáticamente, mostrando la sencillez de sus formas primarias, hasta convertirse en un insignificante grano de pimienta en mi pantalla (*zoom out*). Y de manera opuesta, al acercarme al edificio deslizando mi dedo hacia arriba, podía entender elementos arquitectónicos complejos como, por ejemplo, el detalle de las ventanas y la composición de las paredes, que vistos a la distancia eran incomprensibles, pero vistos de cerca se mostraban tan legibles como identificar las capas de un pastel (*zoom in*).

Ser consciente del poder que esta herramienta me proporcionaba en el mundo académico, me permitió empezar a aplicarla a situaciones cotidianas. Por ejemplo, la idea de *zoom out* la aplicaba cada verano al volar en avión de regreso a Ecuador, para comunicarme la sencillez de mis problemas. Conforme comenzaba a elevarme sobre la ciudad de Atlanta, veía desde mi ventana a la ciudad hacerse más y más pequeña e imaginaba las complicaciones que sus habitantes enfrentaban dentro de cada edificio: enfermedades catastróficas, divorcios, problemas económicos, entre otros. Entonces, mis problemas diarios, que parecían enormes, se hacían diminutos con relación al mar de dificultades que conformaban el tejido de la ciudad. Por otro lado, la idea de *zoom in* servía para maravillarme con la manera en que mi cuerpo funcionaba y respondía a estímulos y emociones fuertes. Como cuando recibía los abrazos y besos de bienvenida de mi madre al llegar al aeropuerto. Sentía –literalmente– el corazón lleno, a punto de explotar de amor. Notaba a mi flujo sanguíneo acelerar el ritmo de mis palpitaciones, agitando la entrada y salida de sangre, dejándome con una sensación de bienestar y plenitud que me duraba días.

Parte de la tarea que tuve para ese verano fue ver el documental *Potencias de 10* de Charles y Ray Eames, donde el concepto de *zoom* es explicado de manera poética mediante una exploración visual de las escalas del universo. La historia empieza en un punto neutro con la imagen de una pareja, disfrutando de un picnic en un parque un día soleado. La cámara se aleja gradualmente de la pareja a una distancia de 1 metro cada 10 segundos.

A medida que la cámara se aparta, se revela el parque completo y su proximidad al lago, luego el lago completo como parte de la ciudad, Chicago como parte del país, los Estados Unidos como parte del continente y la Tierra entera desde el espacio exterior hasta llegar a una distancia de 10^{20} metros. Luego la cámara entra a un recorrido a nivel planetario alejándose a la velocidad de la luz mostrando el sistema solar y las órbitas de los planetas exteriores. Esto nos da una visión general de nuestra ubicación en la galaxia hasta su máximo alejamiento mostrando la Vía Láctea y su posición en el universo (10^{24} metros). Entonces, la perspectiva cambia drásticamente y el documental da un giro opuesto, haciendo *zoom in* a la Tierra y enfocando de nuevo a la pareja del picnic a nivel humano (10 metros). Llega al nivel del hombre en el picnic, acercándose para revelar la piel de su mano, entrando por sus poros y mostrando sus células hacia el interior de su cuerpo (10^{-2} metros). La cámara se acerca aún más y se sumerge en el nivel microscópico del cuerpo del hombre mostrando sus moléculas y su ADN (10^{-4} metros). La cámara continúa haciendo *zoom in* ahora a nivel atómico, el núcleo de un átomo y sus electrones en movimiento. La película finaliza con un acercamiento subatómico al nivel más diminuto, revelando la estructura de *quarks* y leptones dentro de un núcleo atómico (10^{-7} metros).

La narrativa visual del concepto de escala en este documental, logrado a través de realizar *zoom in* y *zoom out* a una imagen aparentemente estática, la transforma en un punto de partida para una exploración infinita, revelando elementos fascinantes en cada nivel.

Por otro lado, este concepto aparece en la arquitectura con el nombre de *escala*, que se define como la relación proporcional y matemática entre medidas de un espacio o edificio y su representación gráfica. Que en esencia es la aplicación de hacer *zoom in* o *zoom out* a un objeto para entenderlo con relación a otro. La labor exitosa de un arquitecto sería imposible sin el dominio de las escalas *zoom in* o *zoom out* en un proyecto, debido a la gran cantidad de información y condicionantes que se necesitan solucionar a la vez. Sin el uso de escalas, nos atoraríamos en el intento por la cantidad de preguntas que necesitaríamos resolver y entender al mismo tiempo. Solucionar un proyecto por escalas hace que el nivel de información sea manejable y que el camino a su solución fluya en el proceso, *de lo general a lo específico*. Por ende, el uso de esta herramienta ha sido indispensable para ejercer mi profesión.

Según mi entendimiento, ser arquitecta consiste en ser la solucionadora de *problemas* mediante el diseño y la planificación del espacio. Sin embargo, esto abarca no solo aspectos estéticos, sino también aspectos funcionales, estructurales, sostenibles, experienciales, económicos, comunicativos, técnicos, constructivos, simbólicos, sociales, normativos y legales, entre otros. En mi experiencia, el éxito de una solución de diseño depende de resolver el proyecto por escalas de información e integrar los factores que sean prioritarios en una escala, o nivel de *zoom*, determinada:

- **Escala humana:** Significa entender correctamente el problema que estoy resolviendo con mi trabajo, definir el destino. Conectar con mi cliente, saber absorber sus deseos, definir su intención, expectativas y sus exigencias en cuanto al tiempo, el diseño y el presupuesto.

- **Escala macro:** Representa la factibilidad del proyecto planteado, es decir, que el proyecto sea construible, cumpla con la normativa municipal y responda a las exigencias medioambientales (que sea capaz de soportar vientos extremos en zonas propensas a huracanes, por ejemplo). También que contemple una relación armoniosa con su contexto urbano o entorno.

- **Escala media:** Simboliza que el diseño tendrá que ser coherente con la distribución de los espacios. Por ejemplo, al ubicar a la edificación en el terreno, se deberá considerar el asoleamiento, es decir, que un parque infantil en climas fríos idealmente estará ubicado en la zona donde más asoleamiento reciba durante las horas de sol. Y más adelante se deberá considerar la definición de zonas privadas y públicas en el terreno, dependiendo de las necesidades.

- **Escala micro:** Representa la escala donde se realizan los dibujos de detalles constructivos y especificación de materiales, así como la cubicación de materiales para afinar el presupuesto.

Esta modalidad de entendimiento mediante el concepto de escalas, o niveles de *zoom*, puede ser replicada para resolver distintos tipos de problemas. Por ejemplo, al inicio de mi maternidad me agobiaba pensar en todas las responsabilidades que implicaría ser madre (en ese punto, mi perspectiva se enfocaba solo en mi metro cuadrado de angustias). Al hacer *zoom out*, reconocí que estar viva en ese instante era posible gracias a miles de madres antes de mí que, durante la evolución humana, no tuvieron miedo a serlo. En esta escala, detalles como la alimentación de mi bebé al inicio de su vida (lactancia) ya habían probado su efectividad por miles de años. Ese *zoom out* de mi incertidumbre me dio la confianza para ver con perspectiva que mi cuerpo estaba anatómica y evolutivamente hecho para ser madre, o sea que tenía todo lo necesario para serlo, sin dudar de mi capacidad.

Por otro lado, el hacer *zoom in* me ayudaba a lidiar con mis malestares cotidianos, como la ansiedad y la irritabilidad. Al notar esas sensaciones, procuraba poner una lupa *(zoom in)* hacia mi interior, hacer un escaneo mental de mi cuerpo, enfocarme en las causas que podían estar detonando en mi interior para que me sintiera así. ¿Comí bien? ¿Dormí bien? Por absurdo que suene esto, muchas veces mi sensibilidad en la superficie *macro* era (y siguen a veces siéndolo) una manifestación de algún desbalance a nivel *micro* o biológico, como la falta de alimento o de descanso. Después de comer o de reposar un momento, volvía a conectar con el presente desde un estado más tranquilo, me empezaba a sentir mejor, y podía avanzar mi día tomando decisiones más acertadas.

Descubrir mi capacidad de hacer *zoom* mental ha sido liberador, ha significado aprender a tomar perspectiva, y así, elegir enfocarme en lo que mejor me convenga.

*

Querida Clara,

Contigo uso esta estrategia de manera periódica. Creo que parte de mi labor como madre es enseñarte con amor a tener una perspectiva de las cosas. Obviamente jamás menospreciaré el dolor real que sientes cuando se te presenta un problema, porque sé que muchas veces tienen una dimensión enorme para ti… pero la perspectiva es importante. Por ejemplo, un día, a tus 4 años, te frustraste porque no encontrabas tu peluche preferido para dormir. Y logré calmarte con un ejercicio para darte perspectiva: cogí un marcador azul y llené de puntitos un papel en blanco. Luego te pedí que marcaras un puntito con una X y que me dijeras si todavía había muchos puntitos sin marcar. Me dijiste que sí con una sonrisa. «Esa es la cantidad de noches que tienes aún para dormir con tu pandita, mi amor, son muchas, ¿verdad?». «Sí». En ese instante, al accionar tu *zoom* out, un problema enorme tomó perspectiva y al darle una escala más conveniente te permitió dormir en paz.

O como cuando activo *zoom in* para motivarte a comer vegetales, haciéndote visualizarlos como superpoderes que ayudarán a fortalecer a los soldaditos blancos que viven en tu sangre y lucharán así mejor contra posibles enfermedades.

El hacer *zoom out* es fascinante, nos vincula con el universo para sentirnos como parte de un todo, del mundo, vivos representantes de la evolución humana, testimonio de los millones de años que pasaron para que nuestra especie surja; también para hacer que cosas que se muestran enormes se sientan más sencillas. Por otro lado, el hacer *zoom in* es aprender a maravillarnos y conectar desde lo pequeño y tangible: el calor de un abrazo sincero, admirar la naturaleza al verla de cerca, la alegría que nos transmite la música mediante ondas eléctricas amplificadas, o todos los miles de procesos internos que pasan en nuestro cuerpo con cada respiración y cada latido.

Mantener activo el *zoom* y darles a las cosas la dimensión que merecen es un arte que precisa ser trabajado a diario. Ahogarse en un vaso de agua causa mucho dolor y no es lo más inteligente. Sin embargo, es fácil dejarse revolcar por olas que en nuestra mente parecen inmensas. En ese ensimismamiento, las cosas pierden sentido y adquieren una dimensión aplastante. Es una ceguera que nos atrapa y mantiene en la desconexión y el dolor. Conservar la perspectiva, o la habilidad de hacer *zoom*, nos brinda la capacidad de liberarnos de esta trampa fácilmente y conectar y retomar la perspectiva ante cualquier situación.

—

La palabra «zoom» fue primero usada a mediados del siglo XIX en inglés como una onomatopeya que simboliza el sonido de un viaje rápido. A inicios del siglo XX empezó a ser usada en aviación para describir el acto de acercarse rápidamente, y luego fue adoptada por la industria cinematográfica y fotográfica para nombrar los lentes que permiten cambiar la distancia focal para que los objetos se vean más cerca o más lejos, sin mover la cámara (Oxford).

Zoom: es modificar el ángulo de visión y el enfoque, ya sea mental o físico, mediante su acercamiento o alejamiento, para poner en perspectiva el tamaño y relevancia de los objetos en su contexto, según mejor convenga.

Zoom:

____

____

____

____

____

Despedida

Amada hija,

Gracias por ser el motivo que me dio la determinación para materializar este sueño. Aunque mi intención inicial era ofrecerte algo que pudiera ayudarte, al final, terminó ayudándome a mí.

Primero, porque escribirlo me reveló el beneficio y la belleza ocultos en expresar y entender verdades incómodas. Segundo, porque me llevó a replantearme el significado de palabras esenciales, como *vivir* y *legar*. Tercero, porque me ratificó que escribir no solo me ayuda de manera individual, sino también a conectar mejor contigo y con mi entorno. Y por último, porque completarlo y verlo florecer me inspiró a compartirlo con el mundo, reafirmando que:

Dar, es lo que me da, y compartir, lo que me llena.

Gracias, además, por dar a mi vida un sentido único y especial con tu existencia, bondad e inocencia.

Recibe este regalo con todo mi amor.

Te *quierobien*, siempre.

Eva

Referencias

Bourbeau, Lise. *Las 5 heridas que impiden ser uno mismo*. Planeta Publishing, 2021.

Canetti, Elias. *Masa y poder*. Editorial Muchnik, 1981.

Corimas, Joan. *Diccionario etimológico de la lengua castellana*. Editorial Gredos, 1987.

Covey, Stephen R. Los 7 hábitos de la gente altamente efectiva. Editorial Paidós, 2004.

Cusihuamán G., Antonio. *Diccionario Quechua Cuzco-Collao*. Ministerio de Educación/Instituto de Estudios Peruanos, 1976.

Eames, Charles y Ray. *Powers of Ten Documentary*, 1968.

Frankl, Viktor. *El hombre en busca de sentido*. Herder, 2024.

Gibran, Khalil. *El Profeta*. Editorial BN, 2009.

Kübler-Ross, David y Kessler, John. *Sobre el duelo y el dolor*. Luciérnaga CAS, 2016.

Marcolongo, Andrea. *Etimologías para sobrevivir al caos: Viaje al origen de 99 palabras*. Editorial Taurus, 2021.

Meyer, Paul J. *Wheel of Life Theory*, 1960.

Monlau, Pedro Felipe. *Diccionario etimológico de la lengua castellana*. Editorial de la Universidad, 1853.

Oxford English Dictionary. Octubre, 2024. https://www.oed.com/search/advanced/Entries?textTermText0=zoom&textTermOpt0=Etymology

Oxford. *Concise Dictionary of English Etymology*. Oxford University Press, 1996.

Pérez, Juan. *Sobre la etimología de ombligo*. Panace, 2004. https://www.tremedica.org/wp-content/uploads/n16_entremes_Perez.pdf

Rojas Stape, Marian. *Cómo hacer que te pasen cosas buenas*. Planeta, 2023.

Ruiz Zafón, Carlos. *La sombra del viento*. Editorial Planeta, 2001.

Robbins, Anthony. *Despierta el gigante que llevas dentro*. Editorial Debolsillo, 2007.

Savater, Fernando. *Ética para Amador*. Editorial Ariel, 1991.

Siegel, Daniel J. y Bryson, Tina Payne. *El cerebro del niño: 12 estrategias revolucionarias para nutrir la mente en desarrollo de tu hijo*. Penguin Random House Grupo Editorial, 2022.

Smith, Tiffany Watt. *Atlas de las emociones humanas: Un viaje para los sentimientos de las culturas del mundo*. Blackie Books, 2022.

Sun Tzu. *El arte de la guerra*. Ediciones Gredos, 2021.

Vox. *Diccionario Ilustrado Latino-Español Español-Latino*. Editorial Biblograf, S. A., 1982.

Y mis familiares, amigos y profesores, *quienes tan generosamente me compartieron su sabiduría.*